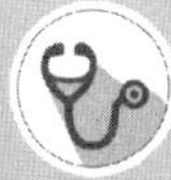

全国高等院校医学整合教材

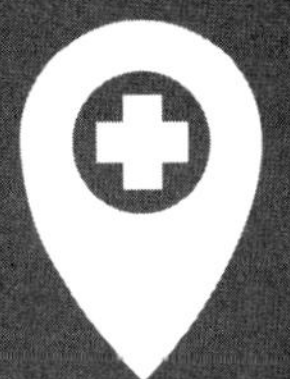

传染病流行病学实践指导

黄海溶　欧阳范献　主编

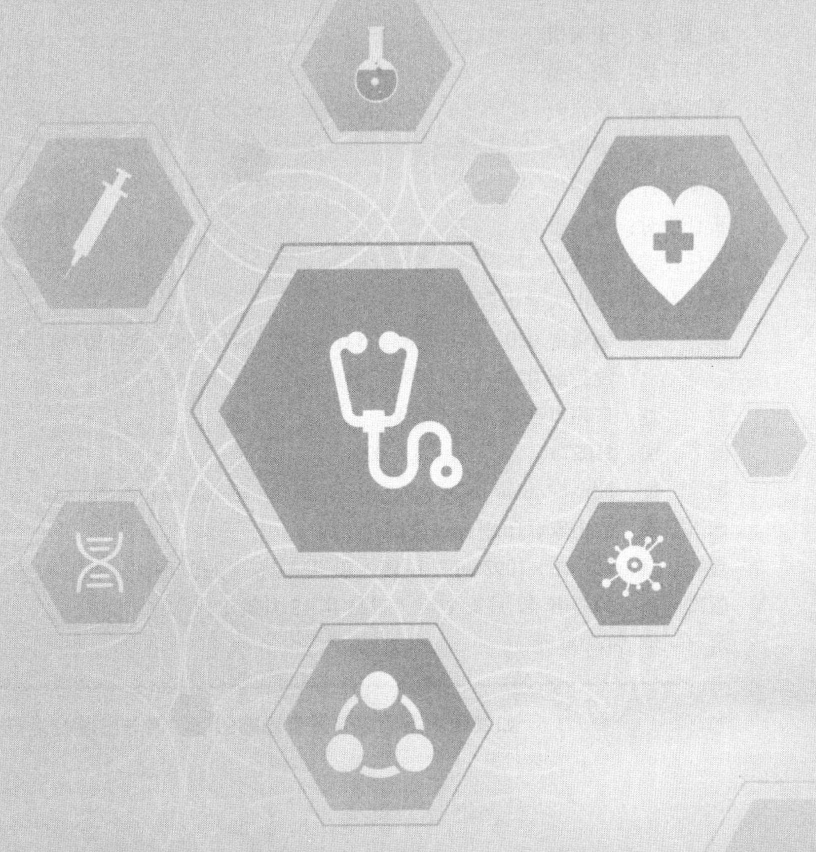

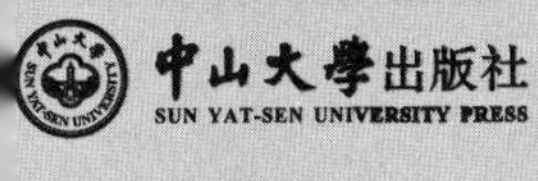

·广州·

图书在版编目（CIP）数据

传染病流行病学实践指导/黄海溶，欧阳范献主编. —广州：中山大学出版社，2023.12

（全国高等院校医学整合教材）

ISBN 978-7-306-07907-7

Ⅰ.①传… Ⅱ.①黄… ②欧… Ⅲ.①传染病—流行病学—医学院校—教材 Ⅳ.①R18

中国国家版本馆 CIP 数据核字（2023）第 172580 号

出 版 人：王天琪
项目策划：徐 劲
策划编辑：吕肖剑
责任编辑：周明恩
封面设计：林绵华
责任校对：舒 思
责任技编：靳晓虹
出版发行：中山大学出版社
电 话：编辑部 020-84110283，84113349，84111997，84110779，84110776
发行部 020-84111998，84111981，84111160
地 址：广州市新港西路 135 号
邮 编：510275 传 真：020-84036565
网 址：http：//www.zsup.com.cn E-mail：zdcbs@mail.sysu.edu.cn
印 刷 者：佛山家联印刷有限公司
规 格：787mm×1092mm 1/16 10.75 印张 265 千字
版次印次：2023 年 12 月第 1 版 2023 年 12 月第 1 次印刷
定 价：42.00 元

编　委　会

Preface 前言

传染病常在各级医疗卫生单位首先被发现。作为传染病防控的“前哨”，医院起着举足轻重的作用。医院的防疫职能主要有两个方面：一方面，要防止传染病在院内引起暴发流行，属于院内感染防控管理（简称“院感管理”），是院感管理科的职责；另一方面，是及时发现、诊断社区感染性疾病，按流程报告，防止传染病流行或暴发流行，属于医院疾病预防控制（简称“疾控”）管理职能，是疾控科的职责。无论是院感管理还是疾控管理，其工作内容和流程都必须按有关法律法规、标准的要求，在规定的时间按流程处置，因此，它是法律赋予医院、医务工作者的职责与义务，如果违反，则需承担相应责任，甚至刑罚。

公共卫生安全一直是我国卫生工作的重点，特别是近年来“健康中国”理念的提出和全球性公共卫生事件的暴发，政府、卫生行政部门、医院及普通民众对传染病的防控更加重视，我国对原有的一些法律法规进行了修订、补充，如《中华人民共和国传染病防治法》《突发公共卫生事件应急条例》《医疗机构管理条例》等，进一步明确了政府、卫生行政部门、医院、医务人员在疾病防控过程中的职责与义务；对医院感染、疾控管理部门的组织架构、人员配备和工作内容都提出了明确要求。随着传染病防控形势的变化，公共卫生与临床医学的融合将不断加深。临床住院医师规范化培训（简称“住培”）已在全国开展7年，公共卫生医师规范化培训已在多个省市试行，其目的都是加强本科毕业生走向工作岗位前的职业技能规范化培训，以提高其上岗后解决实际问题的能力。其中，临床预防医学住培更是培训公共卫生防控与临床诊疗技能双重能力的模式。公共卫生与预防医学专业学生的实践阶段是一个从学生角色向职工角色过渡的阶段，是训练怎样将基础理论知识用于解决实际问题的引导阶段，需要对学生原有的、从已知入手的系统与局部的记忆性训练进行调整，逐渐引入符合实际，从未知入手，通过多层次、多方位的综合分析进行筛选、确证，最后获得结果的思维训练模式，重点培训其独立寻找解决问题的方法、思路，以便应对今后工作中不断变化的情形。

本教材以加强医防融合，提高公共卫生与临床应用实战能力为目标，以具体案例为基础，按照国家要求的最新防控工作思路主线，结合学生已学习掌握的传染病、临床诊断、流行病学调查等基本理论、技能进行由浅入深的分析，包括：案例信息的初步分析、病原体的初步判定、样本留取方法、防控措施紧急采用、流调溯源与病原体确认、结果上报与防控措施的修正、防控效果评估与报告撰写等。通过学习，能熟练掌握在医院内发生、发现的常见传染病的应急处置，医院内感染防控的基本理论、工作流程及相关要求与注意事项，实现从学生到工作人员的角色转变，并为公共卫生执业医师考试提供准备素材，同时提供我国现行的院感防控、疾控管理相关的主要法律法规和参考文献，以便读者查阅、学习。

本书编写组成员主要来自海南医学院公共卫生与全健康国际学院和附属医院专业教师。在编审过程中，编审者汇集了一线工作者积累的教学、实践经验，付出了辛勤的汗水。本教材相关内容引用了一些临床病人资料、国内外数据库、网站资料、教材、期刊、文献等，同时还获得了海南医学院出版基金、海南省重点研发计划（ZDYF2020109）的支持，在此一并表示衷心的感谢！

由于编者水平、时间有限，不妥之处在所难免，诚望兄弟院校老师和读者提出宝贵的意见和建议，以期进一步完善。

欧阳范献　黄海溶

2022 年 11 月于海口

Contents 目　录

实践一　鼠　疫

目　的

掌握鼠疫病例报告及流行病学调查的基本步骤，熟悉鼠疫防控工作要点和注意事项。

知识点

鼠疫是由鼠疫杆菌感染引起的主要通过鼠蚤传播的一种自然疫源性传染病，广泛流行于野生啮齿动物之间，因患者死后全身发黑，又名“黑死病”[1]。临床主要表现为高热、淋巴结肿大、肺部感染、出血倾向等。鼠疫分为腺鼠疫、肺鼠疫和败血型鼠疫[2]。该病通过鼠蚤叮咬、飞沫和接触途径传播。鼠疫发病率较高，主要集中于每年的6—9月，其传染性强，人群普遍易感[3]。

实践案例分析

患者林某某，男，43岁，内蒙古自治区某县人，常年从事放牧工作。2021年8月14日13时，出现恶心、呕吐症状，随后到当地A诊所对症治疗；8月16日17时左右，其家属见其症状尚未好转，将其送到镇上B诊所就诊，但仍未好转。20时左右接诊医生让患者前往C医院就诊，未果；8月17日零时30分左右，转至D医院就诊，医院经过临床体格检查发现患者有发热、淋巴结肿大的症状，怀疑是鼠疫病人，凌晨2时04分左右收住院，并上报当地疾控中心。该县疾控中心迅速成立专家小组前往D医院。

请回答以下问题：

问题1：发现疑似病例，医院/医生应该采取哪些措施？

问题2：疾控中心人员接到报告后应采取哪些措施？

问题3：赴现场进行调查前应做好哪些准备工作？

问题4：现场需要调查哪些方面的内容？

一、核实疑似鼠疫患者发病情况，了解病例主要临床表现和诊疗过程

该县疾控中心人员于8月17日4时左右到D医院，立即对患者进行全身检查，并采集血液、痰液、淋巴结穿刺液等样品。因D医院无隔离病房，随后将患者转移至E医院隔离病房进行隔离观察和治疗。8月17日18时50分将此信息逐级进行上报。

该县卫健委接到疫情报告后，立即组织专家组一行12人于17日19时左右出发前往E医院。并立即组织开展调查，包括听取汇报、临床检查和流行病学调查，初步确认该患者为疑似鼠疫病例。

请回答以下问题：

问题5：该县疾控中心采取的措施是否合适？理由是什么？

问题6：对患者及密切接触者应如何采集样品？

问题7：应该如何逐级上报疫情？

问题8：在进入E医院前，组建的疫情防控工作组应包含哪些工作小组？各小组的职责是什么？

问题9：疫情防控工作组此时应该采取哪些措施？

二、开展病例个案调查，建立病例定义，搜索密切接触者

流行病学调查显示：8月12日10时左右，患者在外放牧回家路上，捡到一只刚死不久的野兔，并将其带回家中，进行剥皮、清理内脏后将其喂狗，否认自己进食野兔。8月13日晚8时左右，邻居张某将放牧时捕获的一只野兔带回家中炖煮，并邀请患者一同进食。患者于8月14日13时出现恶心和呕吐症状，并自行前往A诊所就诊，对症服药进行治疗，未果。8月15日和16日上午、下午，患者继续放牧，但是症状仍未见好转。16日17时左右，患者儿子骑摩托车将患者送到镇上B诊所就诊，医生接诊后，由护士为其输液，但是症状仍未好转。随后，20时左右接诊医生让患者前往C医院就诊，未果；8月17日零时30分左右，患者转至D医院就诊，医生（戴口罩）经过临床体格检查发现患者有发热、淋巴结肿大的症状，怀疑该患者是腺鼠疫病人，凌晨收住院。

请回答以下问题：

问题10：从上述流行病学调查中，疫点和疫区应该如何划分？分别采取哪些管控措施？

问题11：鼠疫的传播途径有哪些？

问题12：该腺鼠疫疑似病例如何定义？

问题13：从上述流行病学调查中，你能找出该患者的密切接触者有哪些人吗？对这些人应当采取哪些控制措施？

问题14：经过临床体格检查，医生怀疑该患者是腺鼠疫病人，为明确诊断，应对患者做哪些检查？

问题15：医生还需要做哪些进一步的调查？

密切接触者情况：

8月12—14日12时左右，患者主要在自己家中活动，其间外出放牧，并且接触邻居张某。

8月14日13时左右，患者自行前往A诊所就诊，一直到8月16日17时左右，其间接触了接诊医生、药剂师、妻子张某某和儿子。

8月16日17时左右，患者儿子骑着摩托车将患者送到镇上B诊所就诊，直至20时，患者前往C医院就诊，其间接触儿子，B诊所和C医院接诊医生、输液护士以及同时期就诊患者。

8月17日零时30分左右，患者转至D医院就诊，医生（戴口罩）经过临床体格检查

发现患者有发热、淋巴结肿大的症状，怀疑该患者是腺鼠疫病人，其间患者接触儿子、接诊医生和护士。

请回答以下问题：

问题16：您认为D医院接诊医生存在什么问题？

问题17：8月17日D医院接诊医生穿白大衣，戴口罩，您认为是否已做好防护？是否要进行隔离？

8月17日零时30分，患者入院时主要临床症状和体征：体温39.7 ℃，头痛，呼吸急促（30次/分），血压143/82 mmHg，脉搏121次/分；淋巴结检查发现：两侧腋下淋巴结有肿大，最小的3 cm×7 cm，左侧颈部触及一个约3 cm×1 cm的淋巴结；肺部听诊提示：双肺呼吸音粗糙；胸部X光片显示：双肺出现点片状阴影。

请回答以下问题：

问题18：针对上述临床症状和体征，初步诊断是什么疾病？应如何进行进一步的诊断？

三、病例样本采集及检验

入院后，该县疾控中心人员于8月17日4时左右到D医院对患者进行了全身检查，指导护士采集血液、痰液、淋巴结穿刺液等样品，并送往县疾控中心实验室检验。实验室人员身穿防护服，在生物安全防护三级实验室开展痰涂片和淋巴穿刺涂片检查，结果显示：镜下可见革兰氏阴性杆菌。8月18日下午3时左右，实验室报告显示：患者血液、痰液、淋巴结穿刺液中均分离出鼠疫耶尔森菌。8月18日下午4时，县疾控中心工作人员前往患者家、邻居家和放牧区进行流行病学调查，并发现野兔的尾骨，将其进行密封保存，送往三级实验室进行了检验，19日上午9时实验室报告显示：骨髓分离出鼠疫耶尔森菌。

请回答以下问题：

问题19：8月18日下午3时，应做出何种分型诊断？

问题20：是否需要对患者做进一步检查？

问题21：在8月19日上午9时应做何种诊断？

问题22：是否需要对上述采取的措施进行调整？

四、鼠疫疫情控制措施

从8月18日下午3时开始，县疾控中心工作人员到D医院，对患者所接触、经过的病房和走廊进行消毒，随后对患者的密切接触者的住所进行了消毒，最后对患者儿子的摩托车进行了消毒。

8月19日11时，县疾控中心联合动物监督所进行全面动物流行病学调查。第一，采用拉网式方式，以患者住所处为中心，在半径为2 km的范围内开展病死动物和动物鼠疫监测，并开展捕鼠、灭鼠工作。第二，以患者牧点居住地为中心，对半径2 km范围的猫、狗等进行灭蚤工作，必要时进行捕杀，捕杀后用生石灰对动物尸体进行消毒和深埋。第三，以患者牧点居住地为中心，在半径2 km范围开展鼠疫防治健康教育。

请回答以下问题：

问题 23：上述措施包括了哪些方面，是否合适，是否需要补充？

问题 24：常用灭鼠、灭蚤药物有哪些？如何使用？

问题 25：上述消毒工作是否恰当？

问题 26：是否还有其他场所需要补充消毒？

问题 27：对居住地居民进行鼠疫防治知识宣传，内容有哪些？

8 月 20 日，该县成立了全县保护性灭鼠、灭蚤小组，在患者所在镇内和镇周边 5 km 范围内开展了大规模的预防性灭鼠、灭蚤工作。

请回答以下问题：

问题 28：你认为该措施是否妥当？为什么？

问题 29：密切接触者解除隔离的标准是什么？

问题 30：疫点和疫区解除的标准是什么？

问题 31：患者出院的标准是什么？

问题 32：综上所述，你认为鼠疫的疫区处理工作涉及哪些方面？

问题 33：鼠疫个案调查报告的主要内容有哪些？

参考答案

答案1：鼠疫是甲类传染病，因此医生要在2小时内上报鼠疫疫情，医生和护士要进行防护穿着；院方要及时封锁医院，立即派专业人员按疫情处理，赴现场开展调查，核实疫情[1]。

答案2：立即成立专家队伍前往医院，并且对患者采取就地隔离和治疗措施，将密切接触者安顿在指定地点并进行医学隔离观察；对鼠疫患者进行流行病学调查，并且立即将调查情况和疫情控制方案向本级卫生行政部门和上级专业机构报告；指导医院开展调查和采样工作[1]。

答案3：确定防护等级，准备个人防护用品（隔离衣裤、防蚤袜、N95口罩、护目镜和帽子等）、鼠疫流行病学系列调查表、采样工具（灭菌的15 mL和50 mL螺口塑料离心管、5 mL一次性注射器、5 mL真空采血管或毛细管、灭菌棉签、载玻片、血平板、CB保存运送培养基、生理盐水、75%酒精、手套、采样单、传染病样品送检箱、记号笔等）、消杀药品和器具[5]。

答案4：调查内容包括患者发病前的活动情况，尤其是与啮齿类动物的接触情况；患者发病情况（体温、呼吸、血压、淋巴结情况）；患者发病后去过的场所和所接触的人员[3,5]。

答案5：不合适，材料中提到“因D医院无隔离病房，随后将患者转移至E医院隔离病房进行隔离观察和治疗”，按照传染病处理原则，应就地进行隔离，转移容易产生传播。

答案6：疑似腺鼠疫患者选取血液和淋巴结穿刺液；疑似肺鼠疫患者选取痰液，无痰时采用无菌棉签采集咽部分泌物；疑似败血型鼠疫患者采集血液和痰液样本；鼠疫密切接触者应采集咽部分泌物，同时可采集淋巴穿刺液，保存于灭菌试管中于 -4 ℃下运输。

答案7：按照《传染病防治法》的有关规定进行报告。发现疑似鼠疫疫情，应立即通知医院和疾控中心，还应在2小时内以最快的通信手段上报卫生行政机关[1]。

答案8：

流调组：完成鼠疫患者个案调查、动物间疫情调查和密切接触者追踪调查等[4]。

采样组：对患者和密切接触者进行血液、痰液、淋巴结穿刺液采样，并将样本送回疾控中心进行检验。

消杀组：对疫点、疫区进行灭鼠、灭蚤并对相关场所进行消毒。

检诊组：对密切接触者进行医学观察（每日两次体温测量）、预防药物发放登记，对疫区内居民开展健康教育。

后勤组：主要负责疫情上报，做好生活、通信、交通等后勤保障工作。

答案9：按照鼠疫疫区处理规范进行疫区处理；开展人间和动物间流行病学调查，追查密切接触者，调查传染源。

答案10：疫点：以患者住处为中心，将其周围可能被污染的邻舍划分为疫点，在此基础上设置隔离地区，进行隔离观察、预防性治疗，非有关人员禁止出入。疫区：以患者住处及其附近常有人来往的住地或整个街道为范围，在此基础上禁止集体活动和去外地[5]。

答案11：鼠蚤的叮咬传播、飞沫传播和接触传播。

答案12：自2021年8月5日以来，在疫区附近地区，与病（死）兔（鼠）等啮齿类动物有过接触，发生高热、咳痰、皮肤瘀点，可伴有感染性休克的病例。

答案13：密切接触者：妻子、儿子、邻居张某，A诊所接诊医生、药剂师和同期就诊患者，B诊所接诊医生、输液护士以及同时期就诊患者，C医院接诊医生和护士，D医院接诊医生和护士。措施：隔离观察，预防服药。

答案14：间接血凝实验、菌株分离培养。

答案15：排查次密接，即进一步调查密切接触者（从患者发病开始到隔离治疗其间是否接触其他人）。

答案16：D医院接诊医生怀疑患者为鼠疫患者，但是未做好个人防护，防护意识薄弱。

答案17：该接诊医生没有采取有效防护措施，必须隔离。

答案18：根据患者体温39.7 ℃，头痛，两侧腋下淋巴结有肿大，最小的3 cm × 7 cm，左侧颈部触及一个约3 cm × 1 cm的淋巴结，肺部听诊双肺呼吸音粗糙，X光胸片显示双肺出现点片状阴影，应高度怀疑患者有继发肺鼠疫的可能。

下一步确诊措施：采集血液、痰液、淋巴结穿刺液等样品，开展痰涂片和淋巴穿刺涂片检查。

答案19：患者痰涂片和淋巴穿刺涂片检查结果显示：镜下可见革兰氏阴性杆菌；患者血液、痰液、淋巴结穿刺液中均分离出鼠疫耶尔森菌。诊断：腺鼠疫。

答案20：患者临床症状、流行病学调查和实验室检查共同支持诊断，因此不需要进一步检查，只需积极采取治疗措施。

答案21：腺鼠疫继发肺鼠疫。

答案22：需要，由于诊断为腺鼠疫继发肺鼠疫，肺鼠疫一般来说比腺鼠疫更为严重，更易发生飞沫传播，因此，要对密切接触者进行为期9天的医学观察，以患者住处及其附近常有人来往的住地或整个街道为范围划定疫区，用0.2%～0.5%过氧乙酸消毒剂喷雾进行消毒，在此基础上禁止集体活动和去外地[4]。

答案23：主要包括：人和动物流行病学调查；动物间鼠疫监测和灭鼠、灭蚤[6]；需要补充：隔离观察、预防服药和健康教育。

不合适之处：应根据疫区的划分，对以患者住处或放牧地点为中心、半径为2 km范围内的啮齿类动物进行灭蚤工作，而不是全部捕杀。

增加措施：

（1）对疫区和疫点内的家禽、动物进行拴养。

（2）对居住地范围内的居民进行鼠疫防治知识宣传。

答案24：用于疫区处理的药物应该是急性或亚急性药物，例如磷化锌和杀它仗；野外灭鼠可用氯化苦和磷化铝；灭蚤药物多选用奋斗呐和氯氰菊酯。疫点内所有污染物需经过规范的终末消毒、灭蚤灭鼠，其中室内游离蚤指数为0，室内鼠密度降至0.5%以下，生活区鼠密度降至1%以下[5,6]。

答案25：不恰当；应当对患者就诊的所有诊所和医院以及与患者接触的人员进行消

毒，并做好人员防护。

答案 26：患者家中、邻居家中和捡回死兔的地方。

答案 27：鼠疫临床症状、鼠疫传染源、鼠疫传播途径、鼠疫易感人群、鼠疫防控、落实“三报三不”、接触鼠疫患者后的预防措施[5]。

答案 28：措施妥当；通过该措施可以降低鼠密度，减少鼠害造成的直接和间接影响，同时可防止跳蚤滋生。

答案 29：鼠疫密切接触者解除隔离标准：所有鼠疫密切接触者经过隔离医学观察 9 天，隔离其间禁止外出，并进行预防性服药 7 天，未出现相关临床症状的，按期解除隔离，如有续发病例，重新计算。隔离圈内无续发病例 9 天后解除隔离[5]。

答案 30：

（1）鼠疫疫区相关工作已按规定要求全部完成。

（2）室内游离蚤指数为 0，室内鼠密度降至 0.5% 以下，生活区鼠密度降至 1% 以下[6]。

（3）终末消毒已完成。

（4）最后一例患者经疫区处理后 9 天，再无新发病人和可疑者。

达到上述标准，可以书面报告申请解除疫区封锁，经原批准疫区的人民政府批准，方可宣布解除封锁，并上报卫健委备案[4]。

答案 31：患者出院标准：肺鼠疫患者经规范治疗体温恢复正常，全身症状及体征明显好转，再治疗 3 ～ 5 天，停止治疗后，对其痰及咽喉分泌物连续检查鼠疫耶尔森菌 3 次，隔 3 天检查 1 次，均为阴性，可解除隔离；腺鼠疫及其他型鼠疫病人经治疗体温恢复正常，全身症状消失，肿大淋巴结完全吸收或残留小结硬结，可解除隔离；皮肤鼠疫及肿大淋巴结破溃者，创面洁净并已基本愈合后，患病局部连续 3 次检查鼠疫耶尔森菌，每隔 3 天检查 1 次，均为阴性，可解除隔离[2,4,5]。

答案 32：处理范围、处理方法、个人防护、消杀措施。

答案 33：背景介绍、流行病学调查、密切接触者调查、病例暴露场所调查、感染来源调查、防控建议及采取的措施。

参考文献

［1］卫生部传染病标准专业委员会. 鼠疫诊断标准：WS 279—2008［S/OL］. 北京：人民卫生出版社，2008［2015 - 04 - 02］. http://kns - cnki - net - s. webvpn. hainmc. edu. cn:8118/kcms/detail/detail. aspx?dbcode = SCSD&dbname = SCSD&filename = SCSD000005180975&uniplatform = NZKPT&v = Oph4xQC - wrVL1Nn0F2GoUtb6_f2mwQr_Ne2mNa3KAZ4MF4Diuzmr3JMfB0KNFCcwERxohRUiB8M%3d.

［2］李伟. 鼠疫防控健康教育纲目：“三不、三报、三防、三用”［J］. 中华流行病学杂志，2020（3）：442 - 445.

［3］谢汝明，关春爽，陈步东. 鼠疫的流行病学与临床［J］. 新发传染病电子杂志，2020，5（1）：43 - 46，50.

［4］中华人民共和国卫生部. 鼠疫自然疫源地及动物鼠疫流行判定标准：GB 16883—

1997 [S]. (1997 - 06 - 16) [2009 - 07 - 23]. http://kns - cnki - net - s. webvpn. hainmc. edu. cn:8118/kcms/detail/detail. aspx?dbcode = SCSF&dbname = SCSF&filename = SCSF00005706&uniplatform = NZKPT&v = ZXyG6NfqppCWcHILsmnm9Y1PmwsCk4vdA50rDXqeYZxSO7BzFeHVLVjCdkJrFo5i.

[5] 中华人民共和国卫生部. 人间鼠疫疫区处理标准及原则: GB 15978—1995 [S/OL]. (1996 - 01 - 23) [2009 - 07 - 23]. http://kns - cnki - net - s. webvpn. hainmc. edu. cn:8118/kcms/detail/detail. aspx?dbcode = SCSF&dbname = SCSF&filename = SCSF00005700&uniplatform = NZKPT&v = ZXyG6NfqppA6_SJZR - csxhIW22anmjrRogaueHGYyyAQHOXJB70WAZGH_ - LRPMXn.

[6] 中华人民共和国卫生部. 动物鼠疫监测标准: GB 16882—1997 [S/OL]. (1997 - 06 - 16) [2009 - 07 - 23]. http://kns - cnki - net - s. webvpn. hainmc. edu. cn:8118/kcms/detail/detail. aspx? dbcode = SCSF&dbname = SCSF&filename = SCSF00005704&uniplatform = NZKPT&v = ZXyG6NfqppBm5LDd6IxdLkI4NA487jZThsOD_7h3H - JS2TS7fAs2ICzmBlUEowiv.

（林国天）

实践二　霍　乱

目　的

掌握霍乱病例报告及流行病学调查的基本步骤，熟悉霍乱防控工作要点和注意事项。

知识点

霍乱是一种由产毒性 O1 群及 O139 群血清型霍乱弧菌感染引起的猝然发作的急性细菌性肠炎，为全球性疾病[1]。世界各地均有霍乱病例发生，多见于发展中国家，尤其在自来水不普及或环境卫生较差的地区高发。在环境设施完善的发达国家，霍乱多经食物污染感染，其中又以食用海鲜为主。典型症状为无痛性大量米汤样水性腹泻，偶尔伴有呕吐、快速脱水、酸中毒和循环衰竭[2]。严重未治疗的患者可在数小时内死亡，致死率可超过50%。如加以适当治疗，则病死率可降至1%以下。

实践案例分析

广东省清远市某县 72 岁女性张某某，于 8 月 10 日上午开始出现腹泻、呕吐及水样便。随后到当地 A 诊所接受对症治疗。8 月 12 日 10 时左右，其家属见其症状尚未好转，将其送 B 医院就诊，20 时 30 分左右医院从患者粪便培养出霍乱弧菌，21 时左右收住院，并上报当地疾控中心。疾控中心迅速成立专家小组前往 B 医院。

请回答以下问题：

问题 1：医院发现确诊霍乱病例应怎样处理？

问题 2：霍乱疑似病例的临床症状是什么？

问题 3：疾控中心应急处理分队到现场处置霍乱疫情，应该采取几级防护？

问题 4：除个人防护用品外，疾控中心应急处理分队还应准备什么？

一、核实疑似霍乱患者发病情况，了解病例主要临床表现和诊疗过程

该县疾控中心人员于 8 月 13 日零时左右到 B 医院立即对患者进行了全身检查，并采集血液、粪便等样品。因 B 医院无隔离病房，随后将患者转移至 C 医院隔离病房进行观察和隔离治疗，并于 1 时 20 分送验菌株。8 月 13 日 1 时 30 分将此信息逐级进行上报。

该市卫健委接到疫情报告后，立即组织 16 人的专家组于 13 日 18 时左右出发前往 C 医院。并立即组织开展调查，初步确认该患者为疑似霍乱病例。

请回答以下问题：

问题 5：该疾控中心采取的措施是否合适？理由是什么？

问题6：霍乱属于哪类传染病？报告方式和报告时限是什么？

问题7：霍乱采样的注意事项是什么？

问题8：作为疾控中心工作人员，接到报告后，现场调查的主要步骤有哪些？

问题9：疾控中心此时应该采取哪些措施？

二、开展病例个案调查，建立病例定义，搜索密切接触者

疾控专家立即对个案发病前五日进餐史、接触者健康状况等进行调查，并指导环境消毒及加强卫生宣传教育等，采集同住接触者1人（患者丈夫，无腹泻症状）肛门拭子检体送验。

疾控专家于8月13日再确认一个案——患者丈夫感染产毒性O1群小川型霍乱弧菌，因二人同住，且确认为同一型别菌株，故判定为霍乱家庭感染事件。疾控中心前往个案家中调查发现，两名个案均无国内外旅游史，三餐均在家中煮食共同用餐，家中无吃生食习惯。家中食材是每日早上至市场采买，回家经处理后置于冰箱冷藏后再行烹煮，但生熟食砧板未分开使用。患者家中每日均有吃鱼（多为状元鱼、罗非鱼及刺鲳等），不吃蚌壳类海鲜，亦无腌制蛤类食物。家中饮用水是去附近水站购买的水，其余生活所需用水（洗澡、漱口、洗手等）都是自来水，未使用地下水。

请回答以下问题：

问题10：霍乱疑似病例如何定义？

问题11：霍乱的传播途径有哪些？

问题12：根据调查结果，如何划定疫点？霍乱疫点的处理原则是什么？

问题13：应如何处理霍乱病人接触者？

问题14：经过临床体格检查，怀疑该患者是霍乱病人，为明确诊断，应对患者做哪些检查？

问题15：还需要对患者做哪些进一步调查？

密切接触者情况：

8月1—10日，患者除隔日到小区旁菜市场买菜外并无其他活动。其间接触约30名菜肉贩。

8月10日9时左右，患者自行前往A诊所就诊，一直到8月12日21时左右，其间接触了接诊医生和丈夫陈某。

8月12日10时左右，患者丈夫陈某将患者送往B医院就诊，医生（戴口罩）经过临床体格检查发现患者腹泻，送粪检后发现患者为霍乱病人。其间患者接触丈夫陈某，B、C医院接诊医生和护士、检测医生以及同时期就诊患者。

请回答以下问题：

问题16：在上述流行病学调查中，该患者的密切接触者有哪些人？对这些人应当采取哪些控制措施？

问题17：B医院该接诊医生是否做好防护？是否需进行隔离？

8 月 13 日 1 时 20 分左右，患者转院至 C 医院隔离就诊，入院时主要临床症状和体征：体温 37.2 ℃，腹泻，呕吐，血压明显下降（75/65 mmHg），皮肤弹性差，腹部有凹陷，无腹痛，肠鸣音活跃。

请回答以下问题：

问题 18：针对上述临床症状和体征，初步诊断是什么疾病？应如何进行进一步的诊断？

三、病例样本采集及检验

患者入院后，该市疾控中心人员于 8 月 13 日凌晨 2 时到 C 医院立即对患者进行进一步检查和血液、体液检测。检测结果显示：血常规 WBC 9.7×10^9/L，N 0.8，Hb 165g/L；大便常规 WBC 0 ～ 3 个/HP，RBC N 0 ～ 2 个/HP。大便涂片染色、培养，确诊为霍乱。

请回答以下问题：

问题 19：是否需要做进一步检查？

四、霍乱控制措施

依据检测结果，立即采取下列防治措施，以防止疫情扩散。

（1）确诊及密接人员立即就医治疗，待临床症状消失，隔日粪便培养连续 2 次阴性或症状消失后 14 天，方能解除管制。

（2）采集两袋家中购买的饮用水送验，检测结果均为阴性。

（3）提供含氯漂白水，并指导案发家庭炮制及执行环境消毒。

（4）加强社区疫情监测，通知案发家庭附近区域医院、诊所针对腹泻就医患者要加强监测，如发现疑似霍乱个案，立即通报。

（5）针对密接菜市场中 11 家鲜鱼摊位，全面调查其供货来源，并对 31 名鱼贩（每个摊位 1 ～ 5 人）的健康状况做调查，均未发现有肠胃道相关症状。

请回答以下问题：

问题 20：以上控制措施是否合适？是否需要补充？

问题 21：霍乱的防控工作一般包括哪些方面？

问题 22：上述消毒工作是否恰当？

问题 23：霍乱疫点、疫区的消毒方法是什么？

问题 24：健康教育组对居住地范围内的居民进行霍乱防治知识宣传的内容有哪些？

本市整体疫情监测至 9 月 5 日止已有 21 天（已超过 2 倍疾病潜伏期），各医院诊所并未发现新增个案，且该名确诊患者经治疗后连续 3 天复检结果均为阴性，确认未发生第二次感染，已于 9 月 5 日解除隔离。

请回答以下问题：

问题 25：密切接触者解除隔离、留验的条件是什么？

问题 26：疫点和疫区解除管控的标准是什么？

问题 27：霍乱患者出院的标准是什么？

问题28：综上所述，你认为霍乱的疫区处理工作涉及哪些方面？

五、后续防疫措施

（1）持续加强霍乱疫情监测，掌握全国及本市最新疫情，落实各项防疫措施。

（2）一旦接获确认个案，立即完成个案疫情调查、接触者登记，并做健康监测，将活体或可疑食品送检。

（3）提供漂白水给个案，并教炮制方法及环境消毒方式，以防止疫情扩散。

（4）通报医院、诊所加强门/急诊个案通报。

（5）辅导医疗院所落实感染管制及加强门/急诊疑似个案通报。

（6）持续发布新闻稿。由于霍乱弧菌在寒冷潮湿的环境下以及结冰的水内可存活3～4天，但霍乱弧菌不耐热，只要在100 ℃环境下3分钟或是60 ℃环境下15分钟便能被杀死，因此，将食物彻底煮熟是预防霍乱的有效方法。故需持续发布新闻稿，提醒市民避免吃生食，尤其正值中秋节之际，人们多食烤肉，呼吁市民将生熟食砧板分开使用，避免交叉污染。

请回答以下问题：

问题29：霍乱个案调查包括哪些内容？

问题30：日常生活中应如何预防霍乱？

问题31：你在撰写这次疫情调查报告时，准备报告哪些内容？

参考答案

答案1：

（1）迅速向所属地区疾病预防控制中心上报疫情。

（2）保留好初次分离的标本平皿，以备疾病预防控制中心复核。

（3）医院应负责病人管理，对病人采取临时、相应的隔离、控制措施。

（4）确诊病人应送至传染病医院隔离、治疗。

答案2：

（1）在病原学检查尚未肯定前，凡有典型临床症状，如剧烈腹泻和水样便（黄水样、清水样、米泔样或血水样便），伴有呕吐，迅速出现严重脱水、循环衰竭及肌肉痉挛（特别是腓肠肌）的首发病例[3]。

（2）霍乱流行其间有明确接触史（如同餐、同住或护理者等）并发生泻吐症状，而无其他原因可查者。具有上述两种情况之一者诊断为疑似霍乱[3]。

答案3：疾控中心应急处置分队到现场处置疑似霍乱疫情，应采取一级防护。

答案4：除个人防护用品外，还应准备：

（1）相关资料：霍乱的个案调查表、采样登记表和《霍乱防治手册》。

（2）采样箱和相关试剂。

（3）适当的消毒药物和器械。

（4）通信设备。

（5）交通工具。

答案5：不合适，材料中提到“因B医院无隔离病房，随后将患者转移至C医院隔离病房进行观察和隔离治疗”，按照传染病处理原则，应该就地进行隔离，转移容易产生传播。

答案6：霍乱属于甲类传染病，按照《传染病防治法》的有关规定进行报告。发现疑似霍乱疫情，立即通知医院和疾控中心，还应在2小时内以最快的通信手段上报卫生行政机关[4]。

答案7：采样时间：发病早期，使用抗生素之前。

采样品的种类和数量：

（1）大便：水样便一般采1～3 mL；成型便采指甲大小；肛拭：进入直肠内3～5 cm处。

（2）呕吐物：适量。

答案8：

（1）调查前的准备。

（2）核实疫情。

（3）建立病例定义，开展病例搜索。

（4）开展个案调查，核实病例诊断。

（5）密切接触者调查。

（6）描述疫情的全貌和三间分布特征（计算罹患率）。

（7）建立并验证假设。

（8）采取控制措施。

（9）完善现场调查，查明危险因素。

（10）调查总结。

答案9：按照霍乱疫区处理规范进行疫区处理；对已确诊患者进行流行病学调查，追查密切接触者，调查传染源。

答案10：具有下列三项之一者定义为霍乱疑似病例[4]：

（1）凡有典型临床症状，如剧烈腹泻、水样便（黄水样、清水样、米泔样或血水样便），伴有呕吐、迅速出现脱水或严重脱水、循环衰竭及肌肉痉挛（特别是腓肠肌）的病例。

（2）霍乱流行其间，与霍乱病人或带菌者有密切接触史，并发生泻吐症状者。

（3）出现无痛性腹泻或伴有呕吐，且粪便或呕吐物霍乱弧菌快速检测阳性的病例。

答案11：

（1）经水传播、食物传播、生活接触传播、经媒介昆虫传播（本病流行时，苍蝇可以带菌）。

（2）各类带菌者流行病学意义的大小，与带菌者本人的职业、居住条件、卫生水平、文化水平等因素关系密切，其中职业尤为重要。

答案12：将患者家、带菌的居住地以及就餐餐馆定为疫点。

原则：

（1）早：时间要早。

（2）小：范围要小。

（3）严：措施要严。

（4）实：落到实处。

答案13：与霍乱病人共同进餐或密切接触的人必须接受1周医学观察，如接触者是食物加工人员，必须暂离工作岗位，直至两次粪便培养为阴性。

答案14：血液检查、尿检查、病原菌检查。

答案15：排查次密接，即进一步调查密切接触者（从患者发病开始到隔离治疗其间是否接触其他人）。

答案16：密切接触者：30名菜肉贩、A诊所接诊医生、丈夫陈某，B医院和C医院接诊医生、护士、检测医生以及同时期就诊患者。

措施：隔离观察，预防服药。

答案17：该接诊医生没有采取有效的防护措施，必须隔离。

答案18：根据患者体温37.2 ℃，腹泻、呕吐、血压明显下降（75/65 mmHg）、皮肤弹性差、腹部有凹陷、无腹痛、肠鸣音活跃，应高度怀疑患者有继发霍乱的可能。

答案19：患者临床症状、流行病学调查和实验室检查三者共同支持诊断，因此不需要进一步检查，只需积极采取治疗措施。

答案20：以上控制措施包括密切接触者的隔离观察、饮用水监测、鲜鱼供货调查以及消杀工作，需要补充密切接触者的流行病学调查、预防服药和健康教育。

答案21：

（1）积极防治，切断传播途径，特别是水和食物的综合性防治措施。

（2）标本兼治：治标，是指临时性应急措施。治本，是指从根本上解决霍乱问题的永久性措施，主要包括两方面内容：一是“三管一灭”（管水、管粪、管饮食、灭蝇）；二是加强卫生宣传教育，提高广大人民群众的卫生防病意识。

（3）加强流动人口的卫生管理。

（4）建立、健全各级各类腹泻病门诊，及时发现和处理霍乱患者。

答案22：不恰当。应当对患者就诊的所有诊所、医院和与患者接触人员进行消毒，并且做好人员防护。

答案23：

（1）患者排泄物、分泌物等消毒：选用高效、快速及价廉的化学消毒药物，如漂白粉、漂白粉精等。

（2）污染地面消毒：首先要清除明显的排泄物等。若是泥土地面，还应刮去10～15 cm污染表土（另行消毒）后，再行消毒，常用含有效氯10000 mg/L的含氯消毒液或0.5%的过氧乙酸等消毒：其用量按地面性质不同而异，一般最低用量为100～200 mL/m^2，最高可用1000 mL/m^2，以喷洒均匀、透湿、不流水为限[4]。

（3）污染用具消毒：对耐热耐湿物品，如棉织物、金属、陶瓷、玻璃类物品，用加热煮沸15～30分钟或压力蒸汽的方式灭菌，121 ℃，30分钟；亦可用0.2%～0.5%的过氧乙酸浸泡1～2小时。对怕热、怕湿的物品，如书籍、文件、字画、污染的棉絮、皮毛制品、羽绒制品等，可用600 mg/L环氧乙烷消毒6小时，或1000 mg/L环氧乙烷消毒3小时[4]。

（4）餐、饮具的消毒：患者用后的餐、饮具用80 ℃左右热水清洗2～5分钟，或用含有效氯500 mg/L的溶液浸泡30分钟，受到严重污染的应煮沸消毒30分钟或在1000 mg/L有效氯溶液中浸泡30分钟以上[4]。

（5）饮用水源消毒：集中式供水水源，如各自来水厂，疫区供水余氯量（管网处）不得低于0.5 mg/L。

（6）污水消毒：可采用次氯酸钠或液氯消毒污水。出口污水按国家治水综合排放标准（GB 8978－2002）执行；若污染污水已排放出去，应对污水沟进行分段截流加氯消毒，常用药物及浓度同稀排泄物处理：生活污水加4～5 g/10L漂白粉精作用1小时后，余氯≥6.5 mg/L时即可排放[4]。

答案24：什么是霍乱，霍乱的传染源、传播途径，感染霍乱后有哪些症状，易感人群，霍乱的潜伏期和传染期、预防措施。

答案25：霍乱传染性很强，一旦发现感染霍乱，无论是患者还是带菌者，均应隔离治疗。霍乱密切接触者解除隔离、留验的条件：经预防性服药后，5日内无新发霍乱病人或者疑似霍乱病人且连续2天粪便培养未检出病原体时，可以解除隔离、留验；如隔离、留验其间有新发霍乱病人或者疑似霍乱病人，则重新隔离、留验5日，5日后无新发霍乱病人及疑似霍乱病人，可以解除隔离、留验[3]。

答案26：

（1）霍乱疫点内病人和带菌者移除疫点，在医院或指定地点接受隔离治疗。

（2）疫点内人群从处理之日起，每天肛拭子检测1次，连续2次阴性，并且全程服用足量的预防药。

（3）疫点内外环境每天检测1次，连续3次阴性。

达到以上3个条件，即可解除疫点管理。如无粪便检测条件，自疫点处理后，连续5天内无新病人出现，亦可解除疫点管控。根据措施落实情况，可以解除疫点管控。

答案27：出院标准[4]：

（1）症状消失后大便培养每日1次，停药后连续3次阴性。

（2）无培养条件者必须自发病之日起住院隔离不少于7天。

（3）慢性带菌者经治疗后大便培养连续7天阴性，或胆汁培养每周1次，连续2次阴性，可解除隔离，但尚需进行流行病学追踪。

答案28：处理范围、处理方法、个人防护、消杀措施。

答案29：

（1）基本信息，包括姓名、性别、年龄、居住地、家庭背景等。

（2）临床信息，包括发病情况、诊疗情况和预后情况，临床表现和实验室检查结果。

（3）流行病学信息，包括个人旅居史、患者发病前后的活动情况、密切接触者情况（以及预防接种史）。

（4）调查时间、调查地点、调查人。

答案30：如何预防：

（1）控制传染源：及时发现患者和疑似患者，进行隔离治疗，并做好疫源检索，这是控制霍乱流行的重要环节，这方面我国已有成功的经验。

（2）切断传播途径：做好个人生活卫生；加强饮水消毒和食品管理，确保用水安全，有良好的卫生设施可以明显降低霍乱传播的危险性。在霍乱还没有侵袭和形成季节性流行的地区，制订有效的控制霍乱的计划是对控制霍乱流行的最好准备，长期改善水的供应和卫生设施是预防霍乱的最好方法。对患者和带菌者的排泄物进行彻底消毒，此外，应消灭苍蝇等传播媒介。

（3）提高人群免疫力：积极锻炼身体，提高免疫力。

答案31：

（1）标题。

（2）背景资料与疫情本底资料。

（3）疫情的发现和报告经过。

（4）发病经过及三间分布。

（5）临床表现和实验室检测结果。

（6）流行因素分析。

（7）干预措施及效果评价。

（8）调查结论与趋势分析。

（9）经验教训和建议。

（10）报告单位和报告日期。

参考文献

[1] 国家认证认可监督管理委员会. 水产品中致病性弧菌检测全自动病原菌检测系统筛选法：SN/T 3196 – 2012 [S/OL].（2012 – 05 – 07）[2023 – 05 – 02]. https://kns.cnki.net/kcms/detail/detail.aspx?FileName = SCSD000006556569&DbName = SCSD.

[2] 国家认证认可监督管理委员会. 食品中霍乱弧菌分群检测 MPCR – DHPLC 法：SN/T 2562 – 2010 [S/OL].（2010 – 05 – 27）[2023 – 06 – 01]. https://kns.cnki.net/kcms/detail/detail.aspx?FileName = SCSD000006218103&DbName = SCSD.

[3] 卫生部传染病标准专业委员会. 霍乱诊断标准：WS 289 – 2008 [S/OL].（2008 – 08 – 01）[2023 – 06 – 01]. https://kns.cnki.net/kcms/detail/detail.aspx?FileName = SCSD0WS289 – 2008&DbName = SCSD.

[4] 中华中医药学会. 霍乱：ZYYXH/T 16 – 2008 [S/OL]. [2008]. https://kns.cnki.net/kcms/detail/detail.aspx?FileName = schf201005004013&DbName = SCHF.

（林国天）

实践三　艾滋病

目　的

掌握艾滋病病例报告撰写及流行病学调查的基本步骤，熟悉艾滋病防控工作要点和注意事项。

知识点

艾滋病是一种由人类免疫缺乏病毒（HIV）感染引发的综合征[1]。感染 HIV 后，在初始数年至 10 余年可无任何临床表现。由于该疾病将 $CD4^+$ T 淋巴细胞作为主要攻击目标，大量破坏该细胞，使人体丧失免疫功能，因此，人体易于感染各种疾病，并发生恶性肿瘤，病死率较高[1]。艾滋病的传播途径有三种：血液传播、性传播和母婴垂直传播[2]。目前全球缺乏根治 HIV 感染的有效药物。现阶段治疗目标：最大限度和持久地降低病毒载量；获得免疫功能，重建和维持免疫功能；提高生活质量；降低 HIV 相关的发病率和死亡率。

实践案例分析

2020 年 4 月 14 日，杭州警方进行扫黄行动，捣破一卖淫点，现场抓获 25 名嫖客、10 名妓女，嫖客均为老年人。在警方对这些涉黄人员进行审理时，发现其中一名 60 岁的妇女居某身上有皮疹，且在拘留室的举止、表情异于常人，冒汗，验血后发现该妇女为艾滋病患者。该女子表示，在 5 年前已知自己患有艾滋病，但是她依旧从事卖淫活动，进行了 100 余次非法性交易。

一、核实艾滋病患者发病情况，了解病例主要临床表现和诊疗过程

据居某交代，早在 2015 年，自己曾有将近 10 个月持续低烧、腹泻的症状，因舍不得花钱迟迟不去医院，并仍继续从事卖淫职业。某日，居某的姐妹周某来其出租屋探望，见其发烧、腹泻，将其送往当地医院做检查，最终居某被检测出 HIV 阳性。

患者的卖淫点经常更换地址，检测报告出具后并未去医院接受治疗，反而继续从事卖淫活动。患者 5 年来长期淋巴结肿胀，极易疲倦，伴有原因不明的长期低热、体重下降、夜间出汗、慢性腹泻、咳嗽、鹅口疮等，但仍在 5 年其间进行了 100 多次卖淫活动。

请回答以下问题：

问题 1： 发现艾滋病病例时，医院/医生应该采取哪些措施？

问题 2： 接到医院上报后，当地卫生行政部门应该怎么做？

问题3：卫生行政部门的工作内容是什么？

问题4：艾滋病的临床表现及体征是什么？

问题5：艾滋病的传播方式是什么？

问题6：针对艾滋病病人医护人员的防护要点有哪些？

二、开展病例个案调查，建立病例定义，搜索密切接触者

2020 年 4 月 14 日，警方捕获居某前，其正与高姓男子进行性交易。据审问，居某当日共服务了 3 位男性，且均未做安全防护措施。警方事后仅找来其中 1 位 69 岁男性于某。此后，警方请居某配合调查，提供其他顾客信息，但居某拒不配合。最后，居某被判有期徒刑 3 年。

三、病例样本采集及检验

4 月 14 日，38 岁的高姓男子与居某发生关系后，当晚与儿子及其妻子同台吃饭，当晚还与妻子元某发生性关系，其间密接者为居某、高某妻儿。据高某称，自己是看到小广告找到卖淫点的，当日也是他头一回光顾该卖淫点。

4 月 15 日审讯后，警方找到 69 岁的于某。于某为孤老，自 2020 年春节后经小区其他老人介绍，得知公园旁洗头房有卖淫点。于是在 2 月到 4 月其间，于某先后与多名妓女发生关系，其间密接者为居某、卖淫点其他女同行。

请回答以下问题：

问题7：患者的密接者应该做什么检查？

问题8：患者的密接者应如何预防用药？

问题9：艾滋病患者隔离期和接触者观察期分别为多久？

问题10：艾滋病防治工作的基本原则是什么？

四、艾滋病后续措施

（1）经血液检测，高某 HIV 呈阳性，高某妻 HIV 呈阳性，高某儿子 HIV 呈阴性，于某 HIV 呈阳性。

（2）居某需接受抗病毒治疗，高效抗逆转录病毒联合疗法的应用显著提高了抗 HIV 的疗效，改善了患者的生活质量和预后。

（3）高某及于某仍为无症状感染者，感染后规律服药，$CD4^+$ T 细胞维持在 500 个/mm^3以上，仍可保持日常生活和工作。但是，一定要规律服药，防止耐药。同时，要定期体检，监测各项指标，若出现异常，视情况决定是否需要抗病毒治疗。艾滋病前期或已发展为艾滋病的患者，应根据病情注意休息，给予高热量、多维生素饮食。不能进食者，应静脉输液补充营养。加强支持疗法，包括输血及营养支持疗法，维持水及电解质平衡。

请回答以下问题：

问题 11：艾滋病防治知识宣传内容有哪些？

问题 12：艾滋病个案流行病学调查表包括什么内容？

（4）因艾滋病会通过血液和母婴传播，高某儿子仍可随父母共同生活，一起吃饭，一起洗衣，但要避免与父母共用牙刷、剃须刀等生活用品。

（5）注意外伤防护，工作中如有外伤、体育运动外伤等引起的流血，一定要注意保护自己，在救护伤病员时，避免破损的皮肤接触伤员的血液。

（6）坚持洁身自爱，不卖淫、嫖娼，避免不当性行为。严禁吸毒，不与他人共用注射器。使用安全套是性生活中有效预防艾滋病的措施之一，要避免直接与艾滋病患者的血液、精液、乳汁和尿液接触，切断艾滋病传播途径。

需要说明的是，艾滋病不会通过日常生活的接触传播，握手、拥抱、共用办公用品等都是不会传染的，希望大家不要过分“恐艾”，也不要歧视艾滋病患者。

参考答案

答案1： 医院查出艾滋病，应上报疾控中心，并将患者的血液送往疾控中心进行确诊检测。

答案2： 感染者/病人在HIV确证检测、替代策略检测或核酸检测阳性后，由首诊单位或首诊单位所在地疾控预防控制机构（由当地卫生行政部门指定）的随访负责人对其进行阳性结果告知、医学咨询、转介和行为干预，并了解其个人基本信息和行为学信息，填写首次咨询/随访责任书和保密协议书，并存入单位档案[1]。

答案3：

（1）当日或次日完成首次咨询/随访，最长不超过5个工作日。

（2）依照"首次咨询/随访工作标准化流程单"，逐项完成首次咨询/随访。

（3）签署"艾滋病病毒抗体阳性确证结果告知书"即"HIV补充试验阳性结果告知书"。

（4）填报首次"个案随访表"[2]。

答案4： 根据患者感染后症状、体征的不同，可将HIV感染的全过程分为急性期、无症状期和艾滋病期。

急性期：通常发生在初次感染HIV后2～4周；部分感染者出现HIV病毒血症和免疫系统急性损伤所产生的症状，大多数患者临床症状轻微，持续1～3周后缓解；此时的症状以发热最常见，可同时伴有咽痛、盗汗、恶心、呕吐、腹泻、皮疹、关节疼痛、淋巴结肿大及神经系统症状等；快速进展者在此期可能出现严重感染、中枢神经系统症状体征及相关疾病[3]。

无症状期：持续时间一般为6～8年，其时间长短与感染病毒的数量和类型、感染途径、机体免疫状况的个体差异、营养条件及生活习惯等因素有关[3]。此期可出现淋巴结肿大等症状或体征，但一般不易引起重视。

艾滋病期：主要包括持续1个月以上的发热（>38 ℃）；盗汗；腹泻（大便次数多于3次/天）；6个月之内体重下降10%以上；部分患者表现为神经精神症状，如记忆力减退、精神淡漠、性格改变、头痛、癫痫及痴呆等；患者还可能出现持续性全身性淋巴结肿大：除腹股沟以外有两个或两个以上部位的淋巴结肿大；淋巴结直径≥1 cm，无压痛，无粘连；持续3个月以上[3]。

答案5： 包括经性接触传播、经血液及血制品传播和经母婴传播[3]。

答案6： 接触病人时，医护人员需穿隔离衣，戴一次性手套。接触病人之后及另一个病人之前必须洗手。护士操作前应向病人做好解释，取得合作，对不合作的病人或污染危险性较大的操作应由技术熟练的两人配合，操作可尽量集中安排，并严格按照规范操作程序进行。当进行侵入性治疗及护理操作如手术、穿刺、注射等时，要注意使用锐利针具时不要误伤自己。使用注射器时，要保证针头安牢在针管上，采血后不要将注射器针套套回去。有条件的单位最好使用真空采血管及相应的蝶形针具等，以保护抽血者不直接接触血液标本。用过的利器必须放到特殊的容器中。如果手套被血液或体液污染，则必须及时更换手套或洗净手套，防止通过污染的手套将病毒传给其他人；用过的针具应置于坚硬的厚塑料容器内，统一做消毒毁形处理[4]。

答案7：抗体检测。

答案8：院感科和检验科对暴露的级别和暴露源的病毒载量水平进行评估和确定，实施预防性用药。

（1）用药时间：预防性用药应当在发生艾滋病病毒暴露后尽早开始，最好在4小时内实施，最迟不得超过24小时；超过24小时的，也应当实施预防性用药。

（2）用药原则：①发生一级暴露且暴露源病毒载量水平为轻度时，可以不使用预防性用药；发生一级暴露但暴露源病毒载量水平为重度或者发生二级暴露但暴露源病毒载量水平为轻度时，使用基本用药程序。②发生二级暴露且暴露源病毒载量水平为重度或发生三级暴露且暴露源病毒载量水平为轻度或重度时，使用强化用药程序。③暴露源病毒载量水平不明时，可使用基本用药程序。

（3）用药方案：预防性用药方案分为基本用药程序和强化用药程序。基本用药程序：两种逆转录酶抑制剂，使用常规治疗剂量，连续服用28天。如双汰芝（AZT与3TC联合制剂）每次300 mg，每日2次，连续服用28天或参考抗病毒治疗指导方案。强化用药程序：强化用药程序是在基本用药程序的基础上，同时增加一种蛋白酶抑制剂，如佳息患或利托那韦，均使用常规治疗剂量，连续服用28天[6]。

答案9：病人及病毒感染者均应隔离至病愈，其分泌物应严密消毒，不能献血、性接触和接吻。接触者应医学观察22个月。

答案10：坚持预防为主、防治结合的方针，建立政府组织领导、部门各负其责、全社会共同参与的机制，加强宣传教育，采取行为干预和关怀救助等措施，实行综合防治[4]。

答案11：艾滋病的基本病因，艾滋病的流行病学、疾病传播途径和预防原则。

答案12：基本信息、诊断状态、高危行为和危险因素、目前临床表现、最可能的感染途径、人群类别、样本来源[8]。

参考文献

［1］卫生部传染病标准专业委员会. 艾滋病和艾滋病病毒感染诊断标准：WS 293－2008［S/OL］.（2008－02－28）［2023－07－08］. https://kns. cnki. net/kcms/detail/detail. aspx?FileName＝SCSD0WS293－2008&Db Name＝SCSD.

［2］国家认证认可监督委员会. 国境口岸艾滋病检验规程：SN/T 1228－2003［S/OL］.（2003－08－18）［2023－07－08］. https://kns. cnki. net/kcms/detail/detail. aspx?FileName＝SCSD000001078437&DbName＝SCSD.

［3］王超，冯彩霞，等. 替诺福韦酯治疗乙型肝炎及艾滋病的药物经济学分析［Z］. 河北省，石家庄市第五医院，2021－06－11.

［4］李积平，孙玉兰，等. 青海省艾滋病流行特征及防控效果研究［Z］. 青海省，青海省疾病预防控制中心，2021－04－23.

［5］李侠，杨欣平，等. 云南省HIV/AIDS合并耐多药结核病规范化诊断治疗临床应用及推广［Z］. 云南省，云南省传染病医院，2021－03－08.

［6］曾梓，李直健，等．广西部分地区男男性行为人群艾滋病相关危险行为研究［Z］．广西壮族自治区，贺州市疾病预防控制中心，2019－10－28．

［7］王莹莹，杨海涛，等．艾滋病抗病毒治疗后 Cox 模型生存分析及疗效预测研究［Z］．河北省，石家庄市疾病预防控制中心，2019－08－02．

［8］岑平，唐弛，等．南宁市 MSM 人群艾滋病感染行为模式研究及干预理论构建［Z］．广西壮族自治区，南宁市疾病预防控制中心，2018－12－18．

（林国天）

实践四　传染性非典型肺炎

目　的

掌握传染性非典型肺炎病例报告及流行病学调查的基本步骤，熟悉非典型肺炎的防控工作要点和注意事项。

知识点

传染性非典型肺炎是指除了细菌以外的病原体引起的临床症状不典型，且与胸部X线表现不一致的一类具有传染性的非典型肺炎[1]。潜伏期为1～16天，常见3～5天。起病急，传染性强。临床症状主要以上呼吸道感染症状为主，如发热、干咳、头痛、咽痛等[2]。我国《传染病防治法》将其列为乙类传染病，但实行甲类管理[3]。存在散发、流行等不同形式，分布地区较广，青壮年的发病率相对较高，该类疾病主要有三种传播途径：直接传播、接触传播和飞沫传播[2]。

实践案例分析

江某，男，17岁，广东顺德人，高中生。2004年3月14日，醒来有流涕、浑身酸疼、喉痛等不适症状，因备战高考，未就诊。3月16日，江某上学时，被门口测温计拦下，显示体温38 ℃，遂被送往当地A医院。A医院专设发热隔离地区，检测非典型肺炎病原体呈阳性，肺部X光检查显示肺炎病变，则报告当地疾控中心，当日带去B医院进行隔离治疗。

请回答以下问题：

问题1：发现疑似病例，医院/医生应该采取哪些措施？

问题2：接到报告后疾控中心人员应采取哪些措施？

问题3：疾控中心人员赴现场进行调查前应做哪些准备工作？

问题4：有哪些方面的内容需要调查？

一、核实传染性非典型肺炎患者发病情况，了解病例主要临床表现和诊疗过程

江某为高三学生，仅在学校、家两个地点活动。2004年3月14日，出现感冒症状，喉咙疼，未发热，遂去学校。3月15日，喉咙疼痛明显，淋巴处肿大，未发烧，继续去学校。3月16日，江某误以为是感冒，未在意，随后继续上学，到达学校门口做体温监测时被拦下，电子温度计显示江某体温已达38 ℃，遂被学校老师带去当地医院A就诊，因高

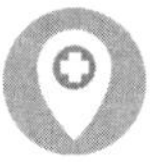

烧、喉咙肿痛，医生直接检测病原体，显示为 SARS（重症急性呼吸综合征）病毒。3 月 16 日下午 2 时江某被转去 B 医院进行隔离治疗。

请回答以下问题：

问题 5：对患者及密切接触者应如何采集样品？

问题 6：疫情应该如何逐级上报？

问题 7：在进入 B 医院前，疫情防控工作组包含哪些工作小组？各小组职责分别是什么？

二、开展病例个案调查，建立病例定义，搜索密切接触者

江某 3 月 14 日及 15 日均上学，其间密接者为同校师生和同住父母。

3 月 16 日被送往 A 医院进行就诊，其间密接者为 A 医院医生、护士以及当时就诊病患。

请回答以下问题：

问题 8：从上述流行病学调查中，疫点和疫区应该如何划分？分别应采取哪些管控措施？

问题 9：传染性非典型肺炎的传播途径有哪些？

问题 10：从上述流行病学调查中，对该患者的密切接触者及场所应当采取哪些控制措施？

三、病例样本采集及检验

江某被送往 A 医院后，体温 39 ℃，呈气短、气虚状态，持续干咳，X 光片显示有肺炎，早期特征为出现肺水肿、纤维素渗出、透明膜形成、脱屑性肺炎及肺出血等病变；检查支原体后确认为非典型肺炎，移交 B 医院隔离就诊。除不规则发热外，咳嗽少痰，偶有血丝痰，还有畏寒、寒战、心悸、呼吸困难、呼吸窘迫、肌肉关节酸痛、乏力、腹泻等症状。

请回答以下问题：

问题 11：传染性非典型肺炎的临床表现和体征是什么？

问题 12：传染性非典型肺炎的影像学表现是什么？

四、传染性非典型肺炎后续治疗及措施

（1）江某就读的学校封校，全校师生进行病原体检测，将呈阳性的人群统一集中于 B 医院接受隔离。

（2）江某父母双双确诊，一同前往 B 医院接受隔离治疗。

请回答以下问题：

问题 13：住院患者应该怎么安排？

（3）所有确诊者需每日测温，感染 2 ～ 3 日后伴有高烧，且发热及咳嗽时极易传染他人，感染第 10 ～ 14 天为病情高峰，感染中毒症状会加重。发热超过 38. 5 ℃需降温，吸

氧，对出现 ARDS（急性呼吸窘迫综合征）者直接进行有创正压通气。

（4）感染 2 ～ 3 周后发热减退，症状减轻，血液检查淋巴细胞减少。严重中毒症状、高热 3 天不退、48 小时内肺部阴影面积扩大 50%、ALI（急性肺损伤）或 ARDS 者，用甲泼尼龙2 ～4 mg/（kg · d）治疗 2 ～ 3 周，密切注意糖皮质激素的不良反应和传染性非典型肺炎的并发症。

请回答以下问题：

问题 14：重症 SARS 的诊断标准是什么？

（5）为了管控病毒传播，对学校进行隔离消毒，全部教室、办公室、食堂等密集场所需撒上石灰，河道需经漂白粉处理。

请回答以下问题：

问题 15：是否还有其他场所需要补充消毒？

（6）病人无论通过何种途径感染了病原，都要去医院进行治疗。由于此次发现的非典型肺炎传染性强，因此病人把病原带入了医院，造成了医院内传播。医院内传播与病房环境、治疗经过、患者病情、暴露时间、医护或探访人员个人防护等因素关系密切。病房环境通风不良、患者病情危重、经过吸痰或气管插管抢救、医护或探访人员个人防护不当等均会使感染危险性增加。

请回答以下问题：

问题 16：对居住地范围内的居民进行非典型肺炎防治知识宣传的内容有哪些？

（7）普通非感染者减少不必要外出，在家中办公、学习。限制大型聚会活动，工厂停工。尽量避免前往空气流通不畅、人口密集的公共场所。

（8）患者在一定条件下（如通风不良、气管切开等）传染性较强，所以室内应经常通风换气，保持空气流通，勤清洁室内卫生，不给病原微生物滋生的机会。

（9）患者需经常到户外活动，呼吸新鲜空气，增强体质。注意保持均衡饮食和充足的休息，减轻精神压力。

（10）保持良好的个人卫生习惯，打喷嚏、咳嗽和清洁鼻腔后要洗手。

（11）患者家属尽量不要到医院探视病人，必要时戴上口罩。

（12）患者需卧床休息，镇咳祛痰。

请回答以下问题：

问题 17：密切接触者解除隔离的标准是什么？

问题 18：疫点和疫区解除的标准是什么？

问题 19：患者出院的标准是什么？

问题 20：非典型肺炎个案调查表的内容主要有哪些？

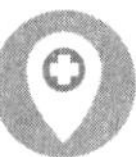

参考答案

答案1： 在医务人员发现聚集性不明原因肺炎病例后，医院应立即组织本院专家组进行会诊，并进行网络直报，同时向市区级疾控机构报告。不具备相应诊治条件的乡镇、社区等基层医疗机构发现不明原因肺炎病例时，应立即将其转至市区级以上的医院进行诊治，由接收病例的医院进行不明原因肺炎病例的网络直报[4-5]。

答案2： 市区级疾病预防控制机构接到传染性非典型肺炎病例或疑似病例报告后，应于24小时内对病例完成初步流行病学调查，并及时进行密切接触者登记；指导医院开展调查和采样工作。

答案3： 采取基本个人防护措施（如穿工作服、佩戴工作帽和医用防护口罩等）；准备好标本登记表、采样工具（鼻咽拭子、无菌平皿、无菌棉签、螺口试管、样品运输液等）、消杀药品和器具[5]。

答案4： 调查时重点了解病例的流行病学史，主要包括周围有无聚集性发病现象、有无相应的高危职业史，市区级疾控机构接到聚集性不明原因肺炎病例报告后，应立即进行流行病学调查，同时组织对病例的密切接触者进行登记、追踪和医学观察[4-5]。

答案5： 发病早期要及时采集血清、鼻咽拭子、痰液、胸液、支气管冲洗液；聚集性病例要采集病例的双份血清；死亡病例要采集尸解组织、肺组织等；必要时采集病例密切接触者有关检材。标本采集后应立即冷冻保存，如未能及时检测，应置于 −70 ℃或以下环境保存[6]。

答案6： 依据《中华人民共和国传染病防治法》等相关法律法规和规章，责任报告人发现传染性非典型肺炎后应于2小时内以最快的方式向市疾病预防控制机构报告，市疾病预防控制机构接到报告后，应立即向同级卫生行政部门报告。

答案7： 各小组及其职责如下。

流调组：完成非典型肺炎患者个案调查和密切接触者追踪调查等。

采样组：对患者和密切接触者进行血液、痰液、鼻咽拭子采样，并将样本送回疾控中心进行检验。

消杀组：对疫点、疫区内相关场所进行消毒。

检诊组：对密切接触者医学观察（每日体温测量两次），对疫区内居民开展健康教育。

后勤组：主要负责疫情情况上报，生活、通信、交通等后勤保障工作。

答案8： 疫点是指发生非典型肺炎病人所在地点，包括江某家、就读学校以及A医院，在此基础上设置隔离地区，进行隔离观察，非有关人员禁止出入。疫区是根据疫情可能波及的范围、疫点的地理位置、水系分布、交通情况、自然村落等来划定，包括患者所在社区及社区所在街道、学校及所在街道，在此基础上禁止集体活动、禁止去外地。

答案9： 呼吸道飞沫传播和接触传播[8]。

答案10： 对该患者的密切接触者应采取集中隔离或分散隔离的方法进行医学观察，对医疗机构内外被病人或者疑似病人污染的场所、物品、排泄物进行严格的卫生处理。

答案11： 典型症状：以发热为首发症状，可有畏寒，体温常超过38 ℃，呈不规则热或弛张热、稽留热等，热程多为1～2周，伴有头痛、肌肉酸痛、全身乏力和腹泻。起病

3～7天后出现干咳、少痰，偶有血丝痰，肺部体征不明显。病情于10～14天达到高峰，发热、乏力等感染中毒症状加重，并出现频繁咳嗽、气促和呼吸困难。病程进入2～3周后，发热渐退，其他症状与体征减轻乃至消失。肺部炎症改变的吸收和恢复则较为缓慢，体温正常后仍需2周左右才能完全吸收并恢复正常[3-5]。

答案12：无特异性，通常为病毒性肺炎影像学改变，可表现为正常到急性呼吸窘迫综合征（ARDS）的弥漫性间质浸润之间的任何表现[6]。

答案13：收治传染性非典型肺炎患者的医院要设立隔离病区，住院患者均需严格隔离，不得离开病区。严格探视制度，不设陪护，不得探视。工作人员进入隔离室必须做好个人防护，必须戴12层棉纱口罩或N95口罩，戴好帽子、防护眼罩及手套、鞋套等，穿好隔离衣，以保证无体表暴露于空气中[6-7]。

答案14：诊断标准符合下列标准中的1条即可诊断为重症SARS[8-9]：

（1）呼吸困难，成人休息状态下呼吸频率≥30次/分，且伴有下列情况之一：①胸片显示多叶病变或病灶总面积在正位胸片上占双肺总面积的1/3以上。②病情进展，48小时内病灶面积增大超过50%且在正位胸片上占双肺总面积的1/4以上。

（2）出现明显的低氧血症，氧合指数低于300 mmHg。

（3）出现休克或多器官功能障碍综合征（MODS）。

答案15：应当对患者住所、所在社区及街道和患者就诊的所有医院以及所有与患者接触的人员进行消毒，并且做好人员防护。

答案16：首先，要注意不要到公共场所等人群聚集的地方去，一定要保持室内通风换气，保持空气的新鲜，保持一定的温度和湿度。其次，公共浴室或者厕所以及座椅、水龙头把手，都要经过严格的消毒，比如可以使用84消毒液涂抹，另外要勤洗手。再次，对于接触了可疑携带有非典型肺炎病菌的人群，一定要注意隔离、观察；对于已经明确的非典型肺炎患者，一定要积极地进行隔离治疗，防止传染给周围健康的人群。最后，平时要注意适当运动、健身，保持良好的睡眠状态，保证丰富的营养摄入，增强心肺功能，注射流感和肺炎疫苗。

答案17：隔离观察14天（自最后接触之日算起）无症状，排除SARS，则解除隔离。

答案18：疫点内密切接触者达到最长医学观察期限14天，无病例发生。内外环境经彻底终末消毒后，由疫区卫生行政部门提出申请，同级人民政府审批撤销。

答案19：同时具备下列3个条件：①连续体温正常7天以上。②呼吸系统症状明显改善。③X线胸片显示有明显吸收。

答案20：一般情况、发病与就诊情况、临床表现、临床及实验室检查、流行病学史调查、转归与最终诊断情况、调查小结。

参考文献

［1］高星，石伟先，等．传染性非典型肺炎病原学诊断及其技术平台的建立［Z］．北京市，北京市疾病预防控制中心，2009-01-01.

［2］卫生部传染病标准专业委员会．传染性非典型肺炎诊断标准：WS 286-2008［S/OL］．(2008-02-28)．https://kns.cnki.net/kcms/detail/detail.aspx?FileName=SCSD

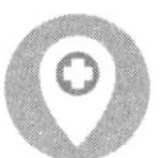

0WS286－2008&DbName＝SCSD

［3］传染性非典型肺炎（SARS）治疗方案的研究［Z］. 广东省，广州市第一人民医院，2008－01－01.

［4］国家认证认可监督委员会. 出入境口岸传染性非典型肺炎卫生检疫规程：SN/T 1721－2006［S］. 北京：中国标准出版社，2006.

［5］传染性非典型肺炎病原学诊断及其技术平台建设［Z］. 北京市，北京市疾病预防控制中心，2005－02－03.

［6］黎学铭. 广西传染性非典型肺炎控制研究：SARS快速诊断技术及流行病学调查研究［Z］. 广西壮族自治区，广西疾病预防控制中心，2004－12－01.

［7］钟南山. 广东省传染性非典型肺炎（SARS）防治研究［Z］. 广东省，广东省防治非典型肺炎，2004－09－01.

［8］林琳，杨志敏，等. 中西医结合治疗传染性非典型肺炎的临床研究［Z］. 广东省，广州中医药大学，2003－01－01.

［9］中华中医药学会. ZYYXH/T58－2008，传染性非典型肺炎（SARS）［S］. https://kns.cnki.net/kcms/detail/detail.aspx?FileName＝schf201005005009&DbName＝SCHF.

（林国天）

实践五　流行性腮腺炎

目　的

掌握流行性腮腺炎病例报告撰写及流行病学调查的基本步骤，熟悉流行性腮腺炎的防控工作要点和注意事项。

知识点

流行性腮腺炎，俗称“大嘴巴”或“痄腮”，是由过滤性病毒（腮腺炎病毒）引起的急性呼吸道传染病，多发于5～10岁儿童，全年均可发病，冬春季（尤其是初春）容易在幼儿园和小学内流行[1-3]。该病毒主要存在于患儿的唾液中，通过空气飞沫和直接接触传染，主要临床特征是腮腺肿胀和疼痛，患病后可终身免疫，不会第二次罹患该病[4]。

实践案例分析

周某，小学一年级，2003年2月18日，周某被同住的奶奶杨某要求陪同去晨运，于是周某跟随奶奶出门。小花园里偶遇相熟的婆婆梅某，随即打招呼并寒暄起来。梅某看到周某，便向杨某夸赞道：“你孙子养得真好，白白胖胖的，脸都明显更圆了。”当日中午，周某发高烧，并伴有腮腺肿胀、疼痛、头痛、呕吐。杨某急忙送周某去当地A医院，被诊断为腮腺炎。因该病具有传染性，A医院无法收治，故安排周某转去当地市级B医院就诊。

请回答以下问题：

问题1：A医院、B医院及医生应该采取哪些措施？

问题2：同住的奶奶杨某和小区遇见的婆婆梅某应该采取哪些措施？

问题3：此疾病的流行病学特征有哪些？

一、核实流行性腮腺炎患者发病情况，了解病例主要临床表现和诊疗过程

2003年2月18日中午，周某被送往A医院后，医生立即对患者进行全身检查，并采集血液、尿液等样品。周某发病时有发热，体温39 ℃，查体右侧腮腺肿大、压痛，腮腺管口无分泌物，右侧颌下触及一椭圆形肿物。杨某告知周某当日食欲及体力极差、呕吐，呕吐物为胃物。2月18日14时检测结果显示：淋巴细胞可相对增多；并发脑膜炎或脑炎者，脑脊液压力增高，蛋白轻度增高，尿和血淀粉酶可增高。初步判断患者为流行性腮腺炎，需隔离，并2月18日15时将此信息逐级进行上报。该县卫健委接到疫情报告后，立即组织专家组一行10人于18日16时左右出发前往B医院，并立即组织开展调查，包括

听取汇报、临床检查和流行病学调查，初步确认该患者为流行性腮腺炎，并安排患者转入B医院流行性疾病收诊隔离。

请回答以下问题：

问题4：流行性腮腺炎患者需要做哪些检查？

问题5：有哪些方面的内容需要调查？

问题6：接到报告后疾控中心人员应采取哪些措施？

二、开展病例个案调查，建立病例定义，搜索密切接触者

2003年2月18日中午，周某发病，因腮腺炎有7日潜伏期，正巧处于周某寒假时间段，仅与杨某一人同住，因2003年非典流行其间，均足不出户，发病前7天至发病日密接者均为奶奶杨某。

同日早上周某偶遇梅某，密接者为梅某。

同日中午发病后，周某被送往当地A医院就诊，其间密接者为A医院医生、护士，以及当时就诊病人。

同日下午周某被转去B医院传染病科，并安排进入隔离病房，其间密接者为B医院医生、护士。

请回答以下问题：

问题7：接诊医生、护士及当时就诊的病人是否需要隔离？需要隔离多久？

问题8：流行性腮腺炎是怎样传播的？

三、病例样本采集及检验

周某被送往B医院后，体温40 ℃，腮腺呈单侧肿大，肿大腮腺以耳垂为中心呈马鞍形，肿块有触痛及弹性，皮肤表面有发红，伴有颌下腺及舌下腺肿大。腮腺管口有红肿及排脓现象。经实验室特异检查、脑脊液及脑CT检查，结果显示：患者白细胞计数和尿常规一般正常，外周血白细胞大多正常或稍高，分类以淋巴细胞为主，血清和尿淀粉酶增高，血清中检测出腮腺炎病毒特异性IgM抗体，双份血清特异性IgG增高大于4倍，出现病毒性脑膜脑炎的脑脊液改变。

周某被收治隔离后14天，血清中腮腺炎病毒IgG抗体滴度呈4倍或4倍以上升高（含抗体阳转），唾液、尿、脑脊液等体液中均分离到腮腺炎病毒。

请回答以下问题：

问题9：为什么会出现脑膜炎的症状？

问题10：除了脑膜炎以外，还会有哪些并发症？

四、流行性腮腺炎后续治疗及措施

后续管控：杨某及梅某经筛查后检验出腮腺炎抗体，所以无须再做隔离管控。

因流行性腮腺炎潜伏期较长，一般在25天左右，平均为18天，一般隔离20天就能起到很好的隔离预防作用，周某于20天后出院。

一般治疗：

（1）患儿应卧床休息，病情缓解或热退后可以适当活动，但不可过于劳累。患儿的居室要安静，空气要新鲜湿润。每天中午应开窗通风，也可以让患儿到室外呼吸新鲜空气，这样有利于病情好转。

（2）合理安排患儿饮食。要多给患儿喝开水，这样有利于毒素的排出。患儿常因张嘴咀嚼食物引起疼痛，因此要吃易消化、富有营养的流食或半流食，如稀饭、面片汤、鸡蛋羹等，不要吃酸、辣、甜味及干硬的食品，因为这些食品易刺激唾液腺分泌增多，使肿痛加重。

（3）经常给患儿用温盐水或复方硼酸溶液漱口，以清除口腔内的食物残渣，防止继发细菌感染，对于年龄小的患儿，家长要帮助其清洁口腔。

（4）对于发热超过 39 ℃的患儿，可采用头部冷敷、温水擦浴的方法，或服退热剂如肠溶阿司匹林、对乙酰氨基酚等。

（5）腮腺炎的患儿如并发脑炎、脑膜炎，常在患病后一个星期发生，患儿可出现高热、剧烈头痛、嗜睡、呕吐、颈僵，严重的可出现昏迷、呼吸衰竭等。如并发胰腺炎、睾丸炎、卵巢炎等，则有相应的表现。

（6）患儿应隔离至腮腺肿胀完全消失为止。对接触者应逐日检查，有可疑症状者需隔离观察，集体机构的易感儿应检疫 3 周。

（7）患儿所待房间用紫外线消毒，用食餐具煮沸消毒，被污染的物品可用 1% 甲酚皂及紫外线消毒。

预防措施：可通过接种腮腺炎减毒活疫苗或麻疹、风疹、流行性腮腺炎三联疫苗来预防腮腺炎，接种后一般无局部反应，在注射 6 ～ 10 天内，少数儿童可能发热，发热症状一般不超过 2 天。常见的接种反应是在接种部位出现短时间的烧灼感及刺痛，个别儿童可在接种疫苗5 ～12 天内出现发热或皮疹。孕妇、免疫缺陷及对鸡蛋过敏的患儿不能使用该疫苗。

请回答以下问题：

问题 11：怎么样预防该疾病？

问题 12：流行性腮腺炎患者的注意事项有哪些？

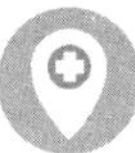

参考答案

答案1：流行性腮腺炎属于国家法定传染病的丙类传染病，各级各类医疗机构、疾病预防控制机构、采供血机构均为责任报告单位；其执行职务的人员和乡村医生、个体开业医生均为责任疫情报告人，必须按照传染病防治法的规定进行疫情报告，履行法律规定的义务。责任报告人在首次诊断传染病病人后，应立即填写传染病报告卡。丙类传染病病人、疑似病人和规定报告的传染病病原携带者在诊断后，实行网络直报的责任报告单位应于24小时内进行网络报告；未实行网络直报的责任报告单位应于24小时内寄送出传染病报告卡[1]。

答案2：在身体抵抗力比较弱的时候接触了流行性腮腺炎患者，就有可能被传染而患流行性腮腺炎，奶奶杨某和婆婆梅某年纪较大，抵抗力也随之下降。两人有短暂的交谈，可形成一个完整的传播链。所以两人应该注意个人饮食和卫生习惯，养成良好的个人卫生习惯，做到“三勤一多”，即勤洗手、勤通风、勤锻炼身体、多喝水；尽量不要到人员拥挤的公共场所，出门时应该佩戴口罩，尤其是在公共场所[2]。

答案3：①传染源：早期病人和隐性感染者。病毒存在于患者唾液中的时间较长，腮肿前6天至腮肿后9天均可自病人唾液中分离出病毒，因此在这两周内有高度传染性。感染腮腺炎病毒后，无腮腺炎表现而有其他器官如脑或睾丸等症状者，则唾液及尿亦可检出病毒。在大流行时，30%～40%的患者仅有上呼吸道感染的亚临床感染，是重要传染源。②传播途径：本病毒在唾液中通过飞沫传播（唾液及污染的衣服亦可传染），其传染力较麻疹、水痘为弱。孕妇感染本病可通过胎盘传染给胎儿，从而导致胎儿畸形或死亡，流产的发生率也会增加。③易感性：普遍易感，其易感性随年龄的增加而下降。青春期后发病，男性多于女性。病后可有持久免疫力[3]。

答案4：

（1）血象：白细胞计数正常或稍低，后期淋巴细胞相对增多。有并发症时白细胞计数可增高。

（2）血清和尿淀粉酶测定：90%患者的血清淀粉酶有轻度和中度增高，有助于诊断。淀粉酶增高程度往往与腮腺肿胀程度成正比。

（3）血清学检查：①中和抗体试验：低滴度如1∶2提示特异免疫反应。中和抗体特异性强，但不做常规应用。②补体结合与血凝抑制试验：早期及恢复期双份血清测定，补体结合及血凝抑制抗体有显著增长者可确诊（效价4倍以上）。国外采用酶联免疫吸附法及间接荧光免疫试验检测IgM抗体，可做早期诊断。③病毒分离：早期患者可在唾液、尿、血、脑脊液中分离到病毒。④肾脏受累时可出现尿蛋白、红白细胞等，甚至类似肾炎尿的改变[3]。

答案5：调查的内容包括患者发病前的活动情况，尤其是与流行性腮腺炎患者的接触情况；患者发病情况（体温、呼吸情况、血压、淋巴结情况）；患者发病后去过的场所和所接触的人员[4]。

答案6：立即成立专家队伍前往医院，并且对患者采取就地隔离和治疗，将密切接触者在指定地点进行医学隔离观察；对流行性腮腺炎患者进行流行病学调查，并且立即将调查情况和疫情控制方案向本级卫生行政部门和上级专业机构报告；指导医院开展调查和采样工作[4]。

答案7：需要进行隔离，流行性腮腺炎的潜伏期一般为 8 ～ 30 天，平均 18 天。因此，需要隔离至少 3 周以上，进行治疗[5]。

答案8：通常情况下，流行性腮腺炎病毒在人与人之间通过飞沫传播，感染者咳嗽、打喷嚏或者交谈时，口腔、鼻腔或喉部的唾液或黏液会感染其他人；也可以通过间接接触的方式传播，腮腺炎患者未洗手的情况下接触物品或表面，易感者再次接触同样的物品或表面，且用手再接触自己的口鼻，则可能会感染病毒[6]。

答案9：腮腺炎病毒是嗜神经组织病毒，脑膜脑炎是儿童时期最为常见的并发症，男孩较女孩多 3 ～ 5 倍。腮腺炎脑炎与其他原因引起的脑炎不易鉴别，以头痛、呕吐、颈项强直为常见症状，20% 的患儿可发生惊厥。脑脊液中白细胞总数正常或稍增高，以淋巴细胞为主。有症状的脑膜炎发生在 15% 的病例，患者出现头痛、嗜睡、脑膜刺激征。一般发生在腮腺炎发病后 4 ～ 5 天，有的患者脑膜炎先于腮腺炎。一般症状在 1 周内消失。脑脊液白细胞计数在 25×10^6/L 左右，主要是淋巴细胞增高。少数患者脑脊液中糖降低。预后一般良好。脑膜脑炎或脑炎患者常有高热、谵妄、抽搐、昏迷，重症者可致死亡，可留有耳聋、视力障碍等后遗症。脑膜脑炎症状可能在腮腺肿大前或同时发生，也有腮腺肿大后 2 周内出现。脑电图可有改变但无特异性。一般预后良好。个别脑炎病例也可留有后遗症[3]。

答案10：

（1）睾丸炎：是男性患儿最常见的并发症，青春发育期后的男性发病率为 14% ～ 35%。早期症状常发生在腮腺肿大 1 周左右，突发高热、寒战、头疼、恶心、下腹疼痛、患侧睾丸胀痛伴剧烈触痛，阴囊邻近皮肤水肿、显著发红，鞘膜腔内可有黄色积液。病变大多侵犯一侧，1/3 ～ 1/2 的病例发生不同程度的睾丸萎缩。由于病变常为单侧，即使双侧也仅部分曲精管受累，故很少导致不育症。常伴发附睾炎。

（2）卵巢炎：占青春期后女性患者的 5% ～ 7%。卵巢炎症状有发热、呕吐、下腰部酸痛、下腹部轻按痛、月经周期失调，严重者可扪及肿大的卵巢伴压痛。迄今尚未见导致不育的病例报告。

（3）胰腺炎：严重胰腺炎罕见，轻型及亚临床型较常见。表现为中上腹疼痛和触痛，伴呕吐、发热、腹胀、腹泻或便秘等。如不伴有腮腺肿大，可误诊为胃肠炎。血中淀粉酶不宜做诊断依据，血清脂肪酶值超过 1.5 U/dl（正常为 0.2 ～ 0.7 U/dl）提示最近发生过胰腺炎。

（4）其他：心肌炎、肾炎、肝炎、乳腺炎、甲状腺炎、血小板减少、关节炎等。眼的并发症有角膜炎、泪腺炎、巩膜炎、虹膜睫状体炎、视乳头炎。一般 3 周内恢复。

答案11：治疗：①近年国内外应用减毒活疫苗预防流行性腮腺炎效果较好，人血丙种球蛋白及胎盘球蛋白预防均无效。②本病目前虽尚无特效疗法，但通过积极的对症治疗和中医中药治疗，除个别有严重并发症者外，大多预后良好。③本病对机体的严重危害并不只是腮腺本身，而是它的并发症，应高度警惕和防治并发症。对高热头痛明显的患者，不应迷信土医生的局部治疗，应及早到医院诊治。

预防：

（1）管理传染源：早期患者应当隔离直至腮腺肿大完全消退为止。对于密切接触者，则进行密切观察，但在集体儿童机构、部队等，应留验3周，对可疑者应立即暂时隔离。

（2）被动免疫：一般免疫球蛋白、成人血液或胎盘球蛋白均无预防本病的作用。恢复期病人的血液及免疫球蛋白或特异性高价免疫球蛋白可有一定作用，但来源困难，不易推广。

（3）自动免疫：腮腺炎减毒活疫苗免疫效果好，免疫途径为皮内注射、皮下注射，还可采用喷鼻或气雾吸入法，该疫苗不能用于孕妇、先天或获得性免疫低下者以及对鸡蛋白过敏者。近年国外报道，使用腮腺炎疫苗（麻疹、腮腺炎和风疹三联疫苗）后，虽然明显降低了腮腺炎的发病率，但疫苗所致腮腺炎病毒的感染问题应引起高度重视。

（4）药物预防：采用板蓝根30克或金银花9克煎服，每日1剂，连续6天。

流行性腮腺炎是一种腮腺炎病毒引起的急性呼吸道传染病，中医学称“痄腮”，具有较强的传染性，以5～15岁发病最多，冬春季节发病较多。接触腮腺炎病人或病毒携带者后2日内可以发病，在学校或托儿所等儿童集中的场所易造成流行，感染后可获得免疫，大多预后良好。

答案12：①患者要与健康人分开隔离，居室要定时通风换气，保持空气流通。②患者要注意休息，调节饮食。由于腮腺肿大可引起进食困难，因此，要进食富有营养、易于消化的半流食或软食，如稀饭、面片汤、鸡蛋羹等。不要吃酸辣、甜味及干硬的食物，以免刺激唾液腺分泌，使腮腺肿痛加重。③患者要注意口腔卫生，经常用温盐水或复方硼砂液漱口，以清除口腔内的食物残渣，防止出现继发性细菌感染。④患者如果发热超过39 ℃，可采用头部冷敷、温水擦浴等方法，或在医生的指导下服用退热止痛药，如阿司匹林、扑热息痛等以缓解患者的症状。⑤患者如果出现睾丸肿大，伴有压痛感时，可用冷水浸过的毛巾对局部进行冷敷，并用丁字形布带将睾丸托起来，以改善患者的局部症状。

参考文献

[1] 罗小福，张超，沈建勇，等. 湖州市流行性腮腺炎的流行病学特征（2004—2020年）[J]. 国际流行病学传染病学杂志，2022，49（2）：125－128.

[2] 任海燕. 信阳市2017—2019年流行性腮腺炎的疾病调查与预防控制措施[J]. 临床研究，2021，29（6）：197－198.

[3] 徐蕊，葛为民. 2005—2019年平顶山市托幼儿童及小学生流行性腮腺炎流行病学分析[J]. 微生物学免疫学进展，2020，48（6）：48－52.

[4] 李红星. 普济消毒饮加减对小儿流行性腮腺炎的治疗的效果观察[J]. 数理医药学杂志，2020，33（11）：1699－1700.

[5] 房爱民，张立华. 枝江市2013年一起流行性腮腺炎暴发疫情的调查分析[J]. 中国卫生产业，2020，17（11）：196－198.

[6] 李保军. 流行性腮腺炎突破病例病原学研究[Z]. 浙江省，宁波市鄞州区疾病预防控制中心，2019－09－15.

[7] 秦伟. 六安市流行性腮腺炎流行特征分析及疫苗保护效果评估[D]. 合肥：安徽医科大学，2017.

［8］卫生部传染病标准专业委员会. 流行性腮腺炎诊断标准：WS 270－2007［S］. 北京：人民卫生出版社，2008.

（林国天）

实践六　痢　疾

目　的

掌握痢疾病例报告撰写及流行病学调查的基本步骤，熟悉痢疾防控工作要点和注意事项。

知识点

细菌性痢疾简称菌痢，是由痢疾杆菌感染引起的以腹泻为主要症状的肠道传染病[1]。临床特征是全身感染症状（如发热等）及局部的痢疾三联症：便次多、量少的黏液血或脓血便、痉挛性腹痛及里急后重。该病呈常年散发，夏秋多见，是我国多发病之一[2]。病后仅有短暂和不稳定的免疫力，人类对该病普遍易感，易引起暴发流行。

实践案例分析

安某，14 岁，初一学生。2009 年 8 月 4 日，暑假其间，安某和同学甲、乙、丙组团出去玩，回来后当晚感觉头疼，伴有低热，安某以为是中暑，连喝两瓶藿香正气水就睡觉了。当夜凌晨，安某突感腹部不适，连忙起身上厕所，当天晚上共腹泻 4 次。次日清晨，安某还是腹部不适，且腹泻次数逐渐增多，就向母亲王某说明情况。随后王某将安某送往附近的 A 医院，问诊得知排泄物均是呈黑色、带黏液、稀烂的大便，且有排便不尽感，经医院诊断为细菌性痢疾。

请回答以下问题：

问题 1：发现疑似痢疾病例，医院/医生应该怎么处理？

问题 2：若你是疾控中心疫情值班员，接到疫情报告后，应采取哪些措施？

问题 3：若你带应急队赴现场调查处置，出发前应做好哪些准备？

问题 4：有哪些方面的内容需要调查？

一、核实疑似痢疾患者发病情况，了解病例主要临床表现和诊疗过程

女性，14 岁，发热伴腹痛、腹泻 2 天。患者前天晚上 8 点出现发热、全身不适，同时出现腹痛，呈阵发性，位于下腹和脐周，大便共 10 次，开始量较多，后量少，无恶心、呕吐。发病以来精神差、睡眠差、小便少。既往体健，否认类似疾病发作史，否认慢性消化道疾病史。查体：体温 39.5 ℃，脉搏 130 次/分，呼吸频率 20 次/分，血压 120/80 mmHg。急性热病容，眼窝稍内陷，皮肤弹性差，未见出血点和皮疹，浅表淋巴结未触及肿大，巩膜无黄染，颈软，双肺未闻及干湿性啰音，律齐，各瓣膜区未闻及杂音。腹平软，左下腹轻压

痛，无肌紧张、反跳痛，肝脾肋下未触及，移动性浊音（-），肠鸣音9次/分。无下肢水肿。神经系统检查（-），疑似细菌性痢疾。

请回答以下问题：

问题5：痢疾的临床表现有哪些？

问题6：疫情应该如何逐级上报？

问题7：为明确诊断，还应对患者做哪些检查？

问题8：在开展调查前如何制定一个调查方案？

二、开展病例个案调查，建立病例定义，搜索密切接触者

流行病学调查显示，2009年8月4日，安某与同学外出游玩，其间口渴直接喝了自来水。当晚8时，安某感头痛、畏寒、发热。2009年8月5日凌晨3时，安某腹痛难忍，急性腹泻，里急后重，早晨仍不见好转，大便数十次，量少，始为稀水便，被同住的母亲王某送往A医院。患者就诊时，体温39.5℃，脉搏130次/分，血压120/80 mmHg，医生（戴口罩）经过临床体格检查及常规化验和PCR（聚合酶链式反应）检测，诊断为急性细菌性痢疾。

请回答以下问题：

问题9：痢疾的传播途径有哪些？

问题10：痢疾的相关监测内容和方法有哪些？

问题11：根据收集的资料，你准备做哪些分析？

问题12：A医院接诊医生穿白大衣、戴口罩，您认为其是否已做好防护？是否要进行隔离？

问题13：对病例的流行病学个案调查应涵盖哪些内容？

问题14：是否还需进一步调查？

密切接触者情况：

2009年8月4日，安某与同学甲、乙、丙外出游玩，其间接触同学甲、乙、丙，但甲、乙、丙均没喝过自来水。

2009年8月5日，安某腹痛被同住母亲发现，并送往A医院，其间安某接触母亲王某，A医院接诊医生、护士和其他病患。

请回答以下问题：

问题15：对痢疾患者及密切接触者应如何采集样品？

问题16：上述流行病学调查中，该患者的密切接触者有哪些？

问题17：对于痢疾的密切接触者应如何处理？

三、病例样本采集及检验

患者入院后，体检：体温39.5℃，血压120/80 mmHg，急性发热，精神萎靡，全腹有轻压痛，脐中可触及肠样肿块，可以移动，腹泻伴有明显的里急后重，大便为黏液脓血便，曾饮用未经煮沸的自来水。医院立即对患者进行隔离、全身检查、血液检测、体液采

集检测、粪便培养、PCR。血常规：Hb125 g/L，RBC5.3 × 10/L，WBC14.5 × 10^9/L，N0.85，PLT250 × 10^6/L。粪常规：镜检 WBC40 ～ 50/HP，RBC15 ～ 20/HP。

请回答以下问题：

问题 18：痢疾采样的注意事项有哪些？

问题 19：是否还需要做进一步检查？

问题 20：为控制本次疫情，你准备采取哪些措施？

四、痢疾控制措施

依据检测结果，立即采取下列治疗措施：

（1）安某入院后，转至隔离病房，隔日一次粪便培养，2 次阴性才可解除隔离。

（2）流质或半流质饮食，少渣易消化。

（3）口服补液盐，静脉补液（葡萄糖、NS、5% 碳酸氢钠）。

（4）频繁呕吐应暂时禁食，无呕吐或症状较轻者可少量多餐，鼓励多饮水，忌油腻、刺激及生冷食物。

请回答以下问题：

问题 21：痢疾患者解除隔离的条件是什么？

问题 22：你认为该医院的措施是否妥当？为什么？

问题 23：本次疫情主要调查哪些内容？

问题 24：如何防止痢疾传播？

预防措施：

（1）管理好传染源：早期发现患者和带菌者，早期隔离，粪便培养隔日一次，连续 2 次阴性，方可解除隔离。早治疗，彻底治疗。对于托幼、饮食行业、供水等单位人员，定期进行查体、做粪便培养等，以便及时发现带菌者。对于慢性菌痢带菌者，应调离工作岗位，彻底治愈后方可恢复原工作。

（2）切断传播途径：认真贯彻执行“三管一灭”（即管好水源、食物和粪便，消灭苍蝇），注意个人卫生，养成饭前便后洗手的良好卫生习惯。严格贯彻、执行各种卫生制度。

（3）保护易感人群：近年来主要采用口服活菌苗。用志贺菌依链株减毒活菌苗口服，可产生 IgA，以防止痢菌菌毛贴附于肠上皮细胞，从而防止其侵袭和肠毒素的致泻作用。保护作用仅有 6 个月。

请回答以下问题：

问题 25：细菌性痢疾暴发期应如何防治扩散？

问题 26：综上所述，你认为痢疾的疫区处理工作涉及哪些方面？

问题 27：你在撰写这次疫情调查报告时，准备报告哪些内容？

问题 28：为控制本次疫情，对学生进行的健康教育应包括哪些内容？

参考答案

答案1：痢疾属于丙类传染病，发现后必须在24小时之内通过疫情监测系统上报。

答案2：

（1）问明疫情发生地、发生时间、波及人口、主要症状、当前医疗救治情况，并做好值班记录。

（2）非医疗卫生机构报告的立即要求疫情发生地卫生院核实情况并上报。

（3）向领导汇报。

（4）根据要求通知应急队员做好应急准备。

（5）准备必要的流调资料供应急队员参考。

（6）做好网络直报的准备。

答案3：①人员准备：现场调查组应由专业人员组成，一般应包括流行病学、实验室、临床、健康教育与心理干预、消毒杀虫等专业人员，必要时还可增加其他专业和管理人员。②资料和物资准备：赴现场前应准备必要的资料、物品，包括调查表（必要时需根据初步调查结果，在现场设计调查表）、调查器材、采样和检测设备、相应的试剂和用品、现场用预防控制器材、药品、个人防护用品、相关的专业资料、现场联系信息、电脑、照相机等。

答案4：调查的内容包括患者发病前的活动情况；患者发病情况（体温、呼吸情况、血压、淋巴结情况）；患者发病后去过的场所和所接触的人员。

答案5：痢疾以腹痛腹泻、里急后重、便下赤白脓血为主要表现，但临床症状轻重差异较大。轻者，腹痛不著，里急后重不明显，每日大便次数在10次以下，或被误诊为泄泻；重者，腹痛、里急后重均甚，下痢次数频繁，甚至在未出现泻痢之前即有高热、神疲、面青、肢冷甚至昏迷惊厥[3-4]。

答案6：按照《传染病防治法》的有关规定进行报告。痢疾属于丙类传染病，疑似痢疾疫情发现后必须在24小时之内通过疫情监测系统上报。

答案7：血液检查、尿检查、病原菌检查。

答案8：

（1）调查目的：确定本次暴发疾病为何种已知传染病或原因不明疾病；判断疾病的流行强度，描述疾病的三间分布特征，计算罹患率；查明传染源和传播途径，查明病因和暴发影响因素，确定高危人群，以便采取切实可行的预防控制措施，保护易感人群，扑灭疫情；为病人的救治提供可靠依据，以便对已采取的救治措施给予补充或纠正。

（2）调查方法：现况研究——描述疾病的三间分布，计算罹患率，提供病因线索，确定高危人群；病例对照研究——提出可疑危险因素，确定对照的条件，选择对照。

（3）调查内容：病例的流行病学个案调查，核实病例诊断；密切接触者的追踪调查，实施医学观察，包括相关流行因素的调查：环境卫生调查、病例饮水饮食及聚餐情况调查，找出主要的危险因素。采集可疑的水、食物等标本进行实验室检查。

答案 9：常见传播途径如下：

（1）接触传播。

（2）水源传播。

（3）虫媒传播。

（4）食物传播。

答案 10：按照《传染病防治法》和《传染病疫情和突发公共卫生事件报告管理规范》，各级各类医疗机构、疾病预防控制机构、卫生检验机构执行职务的医务人员发现临床诊断或确诊病例后，城镇应于 6 小时内、农村应于 12 小时内填写报告卡，通过传染病疫情监测信息系统进行网络直报。不具备网络直报条件的应在诊断后 24 小时内向相应单位送（寄）出传染病报告卡，县级疾病预防控制机构和具备条件的乡镇卫生院收到传染病报告卡后应立即进行网络直报，并及时开展现场调查与处理工作[5]。

答案 11：首先对资料进行核实，在保证准确、可靠的情况下进行以下分析：

（1）描述疾病的三间分布。

（2）计算罹患率。

（3）暴露与非暴露可疑饮用水/食物人群的发病频率的比较。

（4）确认集发疫情。

答案 12：该接诊医生没有采取有效的防护措施，必须隔离。

答案 13：

（1）一般条件：患者姓名、性别、年龄、详细地址、职业、发病时间、发病地点、初次就诊单位、确诊单位、报告时间和单位。

（2）临床表现：症状和体征，实验室检测结果。

（3）流行病学调查：发病前活动范围、饮食、饮水、接种史、家庭成员、接触者、人群、疫点消毒、患者隔离、患者排泄物处理等。

答案 14：排查次密接，即进一步调查密切接触者（从患者发病开始到隔离治疗其间是否接触其他人）。

答案 15：采取方法主要有以下两种：第一个方法是自然采取，就是自然排便以后选择有脓液或黏液的粪便，把它放到保存液中进行检查；第二个方法是肛拭子法，将棉签浸泡在生理盐水中，将其插入肛门 2 ～ 3 cm，从肛门周围的褶皱处擦拭，或在肛门内轻轻旋转，然后将其插入含有生理盐水的试管中[6]。

答案 16：密切接触者：同学甲、乙、丙，安某母亲王某，A 医院接诊医生、护士和同时期就诊的其他病患。

答案 17：措施：隔离观察，预防服药。

答案 18：不管何种疾病，留取大便的样本，首先在时间上要在两个小时以内，保持大便新鲜。留取标本时不要用卫生纸包裹，以免卫生纸吸收大便中的水分影响检测结果，另外不要混有其他的物质，如经血或者尿液等。

答案 19：患者临床症状、流行病学调查和实验室检查三者共同支持诊断，因此不需要进一步检查，只需积极采取治疗措施。

答案20：

（1）划定疫点、疫区，为采取处理措施的实施范围划定界线。

（2）控制传染源：病人早发现、早诊断、早报告、早隔离、早治疗。

（3）切断传播途径：①疫源地随时及终末消毒；②做好“三管一灭”（管水、管粪、管饮食、消灭苍蝇）。

（4）保护易感人群：①开展卫生宣教，普及消化道传染病防治知识，引导群众养成良好的卫生习惯。②对接触者进行密切的医学观察[7-8]。

答案21：

（1）患者经全程治疗临床症状消失，经隔日2次粪便培养均为阴性方可解除隔离；无粪便培养条件下，应于症状消失后2周方可解除隔离。

（2）带菌者经全程治疗临床症状消失，经隔日2次粪便培养阴性方可解除隔离；无粪便培养条件的情况下，应于症状消失1周方可解除隔离。

答案22：妥当，通过该措施可以降低痢疾的传播。

答案23：

（1）核实疫情。

（2）建立病例定义，开展病例搜索。

（3）开展个案调查，核实病例诊断。

（4）描述疾病的三间分布特征，计算罹患率。

（5）相关流行因素调查：①发病地区卫生环境、病例饮水、饮食、聚餐等情况；②采集可疑的水、食物等标本进行实验室检查。

答案24：痢疾属于消化系统性传染病，属于痢疾杆菌感染，与饮食不清洁及饮食不当有关。要注意保持居室清洁卫生，灭蚊蝇，避免传染源，同时蔬菜和水果要洗净，饭前便后要洗手，不吃存留时间过长等易变质的食物[9]。

答案25：

隔离：①患者的食具、用具要单独使用，要有专用便盆。②使用避污纸隔离：教导家庭使用避污纸，避免手的传播。③防止水龙头污染。

消毒：①食具、用具消毒。②注意手的消毒。③认真做到粪便消毒：痢疾病人的大便要排在便盆内，粪便要用药物消毒[10]。

集体单位患者处理：①单位中发现痢疾患者，要住院或在家隔离治疗，待病人离开后，要进行一次全面彻底的消毒。②凡从事主食、副食、水源工作及托幼保教的工作人员，发病后要离开单位隔离治疗，待症状消失、大便镜检阴性、停药后大便培养2次阴性，方可由区卫生防疫站开具“痊愈证明”恢复工作。

以上人员确诊为慢性痢疾及带菌者，应立即调离原工作岗位，不接触直接入口的食品、餐具或婴幼儿工作。经治疗症状消失，由区卫生防疫站做粪便培养连续3次（每次间隔一周）均为阴性，开具“痊愈证明”方可恢复原工作。

答案26：处理范围、处理方法、个人防护、消杀措施。

答案27：①标题。②背景资料与疫情本底资料。③疫情发现和报告经过。④发病经过及三间分布。⑤临床表现和实验室检测结果。⑥流行因素分析。⑦干预措施及效果评价。⑧调查结论与趋势分析。⑨经验教训和建议。⑩报告单位和报告日期。

答案28：

（1）不喝生水，不吃生冷变质的食物，特别是海产品和水产品。

（2）饭前便后要洗手，碗筷要消毒，生熟炊具要分开，要防蝇灭蝇。

（3）不随地大便，不乱倒垃圾污物，不污染水源。发现吐泻病人及时报告。

（4）不到疫区外集镇赶集，不到病家或病村串门，不举办婚丧酒宴和节目聚餐。

（5）市场购买的熟食品和隔夜食品要加热煮透。

（6）饮用水要消毒。

参考文献

[1] 王燕，孙成栋，白爱华. 医院细菌性痢疾流行病学特征及其影响因素分析［J］. 中国医学前沿杂志（电子版），2021，13（5）：84－88.

[2] 曾好，王晓南，官旭华，等. 2006—2017年湖北省细菌性痢疾流行病学特征分析［J］. 现代预防医学，2019，46（14）：2507－2510.

[3] 苏怡，白晶，张雷，等. 黑龙江省3个哨点医院2010—2015年细菌性痢疾监测结果分析［J］. 传染病信息，2018，31（5）：460－462.

[4] 白莉. 探讨急性细菌性痢疾的临床急救措施［J］. 中西医结合心血管病电子杂志，2018，6（30）：157－158.

[5] 李建标，黎芝，潘斌，等. 广西钟山县细菌性痢疾流行病学监测研究［J］. 应用预防医学，2018，24（3）：220－222.

[6] 张琼. 用左氧氟沙星治疗急性细菌性痢疾的效果探析［J］. 当代医药论丛，2018，16（6）：27－29.

[7] 袁华芳，王刚强，汤志刚，等. 贵州省黔西南州2006—2015年细菌性痢疾流行特征分析［J］. 中国卫生统计，2017，34（5）：816－817.

[8] 黄丹，范雪松，徐小冬，等. 大连市农村饮用水卫生状况与细菌性痢疾流行状况分析［J］. 中国卫生统计，2016，33（2）：274－277.

[9] 卫生部传染病标准专业委员会. 细菌性和阿米巴性痢疾诊断标准：WS 287－2008［S］. 北京：人民卫生出版社，2009.

（林国天）

实践七　诺如病毒感染食源性疾病

目　的

掌握食源性疾病暴发调查的步骤，掌握病例定义的应用及其在暴发调查中的重要性。了解学校突发公共卫生事件相关信息报告流程。

知识点

诺如病毒感染人体后可导致急性胃肠炎，是引起非细菌性感染性腹泻急性胃肠炎最常见的病原体[1]。它是以发热、恶心、呕吐、腹痛为主要临床表现的自限性疾病，症状通常持续 1 ～ 2 天，对于免疫抑制的患者，诺如病毒感染可导致慢性腹泻和长期排出病毒（数月至数年）[2]。诺如病毒感染多在冬春季节高发，以粪—口途径传播为主，也可通过密切接触或气溶胶传播。近年，诺如病毒感染人数呈上升趋势，已成为危害人类健康较为重要的公共卫生问题[3]，其通过日常接触、污染的食物和饮用水等方式传播，常在社区、学校、餐馆、医院、托儿所、养老院及军队等人群密集的场所暴发流行[4]。

实践案例分析

2018 年 4 月 11 日晚，某省 L 区疾病预防控制中心接到辖区内某医院报告，在较集中时间段陆续接诊该区 3 所学校（A、B、C 校）与 J 区 1 所学校（D 校）学生出现呕吐、腹泻、腹痛等症状的病例，怀疑出现传染病暴发疫情[5]。

请回答以下问题：

问题 1：本次疫情属于暴发疫情吗？

问题 2：可能引起上述症状的疾病暴发的主要病因有哪些？

问题 3：L 区疾病预防控制中心接报人员应立即开展哪些工作？

问题 4：L 区疾病预防控制中心是否应派人赴现场开展流行病学调查处置？为什么？

由于发病时间集中，涉及多所学校，为确定疫情波及范围，查找感染来源和传播途径，控制疫情，省、市、区疾病预防控制中心非常重视，派出专业人员开展了详细的现场调查。

一、建立病例定义，开展病例搜索

调查组通过询问了解到，4 月 10 日下午学生开始陆续发病，发病前曾前往同一地点春游。根据本次疫情的特点，建立了病例定义，开展病例搜索工作，并对所有符合病例定义

的病例开展流行病学调查。

请回答以下问题：

问题5： 根据以上资料，详述现场调查步骤。

问题6： 如何制定病例定义？请制定本次病例的定义。

问题7： 如何开展病例搜索？

二、临床表现

通过病例搜索，发现4所学校病例181例（其中疑似病例56例、临床诊断病例108例、确诊病例17例）均为轻症，无住院，临床表现以呕吐（74.03%）、腹痛（74.03%）、腹泻（51.93%）、头晕头痛（57.46%）、发热（27.62%）等症状为主。

请回答以下问题：

问题8： 请列出181例病例的描述性流行病学分析提纲。

三、流行特征

1. 时间分布

疫情持续4日，首发病例于4月10日16时出现腹泻、呕吐症状，末例病例发病时间为4月14日6时。发病高峰为4月11日12时至24时，发病92例，占总发病数的51%，流行曲线提示以点源暴露模式为主。D校春游和发病时间比另外3所学校晚1天。

2. 学校分布

4所学校3622名学生中发病181例，罹患率为5.0%；参加春游学生1562人，发病176例，罹患率为11%；未参加春游学生2060人，发病5例，罹患率为0.2%。5例未参加春游的病例均来自B校学生，发病时间分别为11日（1例）、13日（2例）、14日（2例），均晚于该校春游学生的发病高峰；春游学生罹患率显著高于未参加春游的学生（$\chi^2=227$，$P<0.001$），各校春游和未春游学生罹患率均有统计学差异（见表7-1）。

表7-1　某市一起多校不明原因疾病暴发发病情况

学校	春游罹患率	未春游罹患率	χ^2	P
A校	8.5%（51/601）	0（0/138）	13.57	<0.001
B校	15%（42/287）	0.9%（5/557）	67.96	<0.001
C校	11%（41/360）	0（0/796）	93.99	<0.001
D校	13%（42/314）	0（0/569）	79.91	<0.001
合计	11%（176/1562）	0.2%（5/2060）	227.45	<0.001

3. 人群分布

参加春游的学生中，男性罹患率为11%（103/914），女性罹患率为11%（73/648），两者无统计学差异（RR = 1.0，95% CI 为 0.7 ～ 1.4）。

参加春游的 A 校一年级 3 个班 120 名学生中，老师禁止学生购买园区小卖部食品和饮料，未出现病例。4 所学校 234 名教职员工中没有病例报告，其中，参加春游的 82 名教职员工未购买食用园区食品，也无病例报告。

4 所学校分布在 2 个区（L 区 3 所、J 区 1 所），学校日常供应直饮水，但水源不同；4 所学校仅向学生供应午餐，B 校和 C 校由各自学校食堂加工供应，A 校和 D 校由不同的餐饮公司配送供应。

请回答以下问题：

问题 9：根据上述调查和分析，请提出病因假设。

问题 10：如何验证假设？

四、病例对照研究

为验证假设，调查组开展了病例对照研究，以便评价与本起疫情暴发有关的危险因素。

请回答以下问题：

问题 11：病例和对照应如何选择？

调查组共调查 103 名病例和 98 名对照，通过面访和电话调查相关情况。选择的病例组和对照组中，学校分布、性别及年龄分布比较均无统计学差异，具有可比性。病例组中 97%（100 例）购买了园区小卖部食物，对照组中 78%（77 例）购买了园区小卖部食物，提示购买园区食物是危险因素（OR = 9.09，95% CI 为 2.61 ～ 31.59）。对购买的食用食物品种进行分析，结果见表 7 - 2。

表 7 - 2　某市一起多校不明原因疾病暴发危险因素分析

危险因素		病例（n = 100）	对照（n = 77）	OR	95% CI	χ^2	P
冰激凌	食用	75（75%）	29（38%）	5.0	2.6 ～ 9.5	25	< 0.001
	未食用	25（25%）	48（62%）				
鸡块	食用	4（4%）	3（3.9%）	1.0	0.2 ～ 4.7	0.0	0.972
	未食用	96（96%）	74（96%）				
热狗	食用	9（9%）	9（12%）	0.7	0.3 ～ 2.0	0.3	0.557
	未食用	91（91%）	68（88%）				
可乐	食用	55（55%）	58（75%）	0.4	0.2 ～ 0.8	7.8	0.005
	未食用	45（45%）	19（24%）				

请回答以下问题：

问题 12：根据表 7 - 2 的资料，如何计算食用冰激凌和可乐的 OR 值？如何解释其结果？

为进一步分析食用冰激凌与疾病的关系，调查者进行了剂量反应关系分析，食用冰激凌量与发病存在剂量反应关系（$\chi^2=25$，$P<0.001$），结果见表7－3。

表7－3　某市一起多校不明原因疾病暴发危险因素中冰激凌剂量反应分析

剂量	病例（$n=100$）	对照（$n=77$）	*OR*	95% *CI*
未食用	25（25%）	48（62%）		
≤0.5 杯	8（8%）	7（9.1%）		0.6～8.0
1 杯	54（54%）	20（26%）		2.6～10
≥1.5 杯	13（13%）	2（2.6%）		2.5～119

请回答以下问题：

问题13：请填写表7－3资料中的*OR*值，并解释其结果。

问题14：目前还需要开展哪些调查？

五、卫生学调查

根据病例对照研究结果，进一步开展卫生学调查，春游地点距事发学校15 km以上，周边少有村落和民居，4月3日至7日无团队接待，4月8日至9日接待600人左右，4月10日接待1202人，园区内不提供集中用餐，仅有一个由板房搭建的小卖部，小卖部制售冰激凌、可乐、热狗等食品，无明显分区，存储容器少。水龙头从园区管网接入，供加工及洗涤用，相距水龙头10 m和30 m各有1个厕所；园区水管管网铺设浅表，多处可见明显裸露；此前连续降雨，管网边有积水；末梢水有肉眼可见浑浊物，检测显示细菌总数为450 CFU/mL，大肠菌群79MPN/100 mL。

冰激凌用购自农贸市场的冰激凌粉现制现售，每次1袋1kg粉剂，加入白开水3～3.5 L，置容器中搅拌均匀灌入制冰机制成，每加工一批约需1.5小时，平时使用1～2袋冰激凌粉加工制作，水烧开到摊凉及加工的时间较为充足。4月10日，当地气温升到30 ℃左右，接待人数与往常相比增加1倍，使用了4袋原料粉做冰激凌，学生购买冰激凌高峰时间段也较为集中，平时的工艺流程难以保证当天高峰时间段冰激凌的供应。

请回答以下问题：

问题15：为进一步明确病因，应采集哪些样本？

六、实验室检测

4月11日至14日，市、区疾病预防控制中心共采集各类标本63份（肛拭子44份、呕吐物7份、水6份、食物5份、物体表面1份），从13份肛拭子和4份呕吐物标本中检出GII型诺如病毒，未检出其他病原微生物，小卖部经营人员肛拭子检测诺如病毒结果为阴性，具体结果见表7－4。

表7-4　某市一起多校不明原因疾病暴发实验室检测结果

采样时间	标本来源	标本类型	标本数/份	GII 型诺如病毒	其他病原微生物*
4 月 11 日	A 校、B 校	呕吐物	7	4	未检出
	A 校、B 校	病例肛拭子	18	5	未检出
4 月 12 日	A 校、C 校、D 校	病例肛拭子	25	8	未检出
	园区小卖部	剩余食物	5	0	未检出
	园区小卖部	机器物表	1	0	未检出
	园区管网	末梢水	4	0	未检出
4 月 13 日	园区小卖部	经营人员肛拭子	1	0	未检出
	园区管网	末梢水	2	0	未检出
合计			63	17	未检出

注：其他病原微生物指沙门菌、致病性大肠埃希菌、志贺菌、副溶血性弧菌、金黄色葡萄球菌等。

请回答以下问题：

问题 16：导致本起疫情暴发的原因是什么？请结合病因推断原则写出主要依据。

七、疫情控制措施

通过采取病例隔离治疗、环境消毒、班级停课、园区暂停营业、查封小卖部等综合性控制措施，这起疫情于 4 月 14 日结束。具体防控措施有：①迅速启动应急响应，在“突发公共卫生事件管理信息系统”进行网络报告，开展病例搜索、溯源调查、实验室检测和应急监测，开展病例对照调查以查明原因，为采取控制措施提供依据。②做好隔离治疗，对发病较多的班级采取停课措施，开展终末消毒，加强日常消毒管理。③卫生、教育和市场监管部门开展联防联控，对园区小卖部进行查封，园区停止对外营业。④利用各种媒体宣传预防诺如病毒感染知识，在学校开展健康教育宣传肠道传染病和食源性疾病防控知识等。⑤在全市学校严格落实疫情排查，实行日报告和零报告制度。

请回答以下问题：

问题 17：针对本起疫情的调查是否存在不足之处？

八、结论及建议

根据流行病学调查、临床表现、实验室结果及控制措施效果显示，判定 4 所学校发生的胃肠道疾病为一起诺如病毒感染引起的暴发，到园区春游是 4 所学校学生唯一共同暴露的机会，感染来源主要与学生春游时进食园区小卖部出售的冰激凌有关，食用冰激凌数量

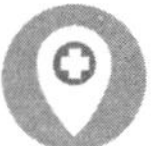

与发病存在剂量反应关系，食用剂量越大，发病风险越高。

此次同时在4所学校发生诺如病毒感染暴发，由于发现报告及时、处置恰当，病毒感染得到及时有效控制，未造成不良社会影响。因此，建议在病毒感染高发季节加强对学校、医疗机构等重点场所诺如病毒感染腹泻疾病的监测，早发现、早报告、早治疗。

参考答案

答案1：暴发的定义为短时间内在相对局限范围内集中出现许多有相同或相似症状或体征的人，且明显超过历年发病水平。本起事件中某医院在短时间内接诊了4所学校的呕吐、腹泻、腹痛等症状病例，报告的病例数异常增多，明显超出既往同期或上期发病水平，确定属于暴发疫情。

答案2：

（1）细菌和细菌毒素，比如蜡样芽孢杆菌、空肠弯曲杆菌、肉毒梭菌（始发症状）、沙门菌属、志贺菌属、金黄色葡萄球菌、副溶血性弧菌、弗氏耶尔森菌等。

（2）病毒，如诺如病毒、轮状病毒。

（3）寄生虫，如溶组织内阿米巴、蓝氏贾第鞭毛虫、隐孢子虫属。

（4）毒物，如重金属（尤其是镉、铜、锑、锡）、蘑菇、鱼和贝（如拉美鱼肉毒）、杀虫剂、药物、硼酸。

（5）社会因素。

（6）其他精神心理因素等。

答案3：

（1）初步了解病例基本情况、发病时间、主要症状和体征及实验室结果，是否有重症及死亡病例。

（2）了解学校的基本情况，包括地理位置、在校师生数、联系人和联系方式、有无食堂、有无二次供水，以及近期有无聚餐、集体活动等。

（3）规范填写疫情接报记录、表格等。

（4）立即向疾控中心领导汇报，并向市卫健委和上级疾控中心紧急汇报。

（5）初步判断疫情概况，做好赴现场调查处置准备，包括协调人员队伍、联系车辆、准备流调采样用品以及口罩手套等常用个人防护用品等。

答案4：应派人赴现场开展调查处置。原因如下：

（1）从本起疫情的规模、疾病的严重性、疾病进一步蔓延的危险性及受波及人口的范围等方面考虑，问题具有严重性。

（2）有实施控制措施以终止其对公众健康威胁的机会。

（3）有更多了解问题或提供研究的机会（对新发传染病，可了解疾病自然史、描述疾病特征、病因、来源及其传播方式；对传统传染病，可了解疾病危险因素、控制措施的效果及相关评估等）。

（4）需要培训和锻炼应急队伍，保持战斗力。

（5）有关疾病防控项目的需要，如消除麻疹等。

（6）法律责任或媒体公众关注，如有群众投诉、媒体报道，已经形成网络舆情事件，或者可能会面临法律纠纷和诉讼。

答案5：现场流行病学调查步骤有：

（1）组织准备（组建调查队伍，准备调查所需物资）。

（2）核实诊断，证实暴发或流行的存在。

（3）建立病例定义。

（4）开展病例搜索并系统收集病例资料、统计病例数。

（5）进行描述性分析（三间分布），提出引起暴发或流行的假设。

（6）采用分析流行病学技术（病例对照研究、队列研究）验证假设。

（7）卫生学调查。

（8）边调查，边采取控制措施。

（9）撰写专题调查报告，总结经验和交流。

（10）持续监测，评价预防控制措施效果。

现场流行病学调查步骤在不同案例教材中大同小异，调查步骤没有固定的顺序，调查处置的最终目的是控制疫情，因此在实际应用流行病学调查方法时，并不一定严格按照步骤进行，可以边调查边控制，边假设边验证，目的是尽快采取有效措施，及时控制疫情。

答案6：

（1）病例定义的组成包括时间、地点、人物、诊断标准（临床＋实验室）。定义是动态变化的，最初的病例定义应放宽标准，当获得更多的信息时，可将病例定义做得更加完善。病例定义严密或宽松会有不同的结果：严密的定义，特异性高，发现的病例少；宽松的定义，敏感性高，会纳入更多其他疾病病例。不同定义标准用于不同的调查。

（2）本次病例定义如下：①疑似病例：2018年4月8日至14日，4所学校学生和教职员工中出现呕吐、腹泻等胃肠道症状者。②临床诊断病例：疑似病例中24小时内呕吐≥2次，或排便≥3次且有性状改变的病例。③确诊病例：疑似病例、临床诊断病例经实验室病原学检测诺如病毒阳性者。

答案7：根据病例定义到学校查阅学生、教职员工缺勤缺课登记以及医疗机构就诊记录，现场访谈医生、学校相关负责人、老师、学生，电话联系病例家长开展病例搜索和个案调查。

答案8：时间分布；学校分布及比较；各校参加春游与未参加春游分布及比较；性别分布及比较；日常供应饮食饮水调查。

答案9：病例的三间分布和前期饮食饮水等卫生学调查结果提示春游是4所学校学生唯一共同暴露的机会，初步判断4所学校呕吐、腹泻等胃肠道症状发病与春游活动有关。

答案10：研究发病与春游其间购买园区食物的关系；开展病例对照研究。

答案11：病例选择截至调查当天的可能病例和确诊病例；对照选择病例同班级中参加春游活动而未发病的学生。

答案12：食用冰激凌：$OR=75\times48/(25\times29)=4.97$；食用可乐：$OR=55\times19/(45\times58)=0.40$。食用冰激凌增加了发病风险（$OR=4.97$，95% CI 为2.60～9.47），食用可乐可能不是发病危险因素（$OR=0.40$，95% CI 为0.2～0.8）。

答案13：OR 值分别是2.2、5.2、12。冰激凌食用剂量越大，发病风险越高。

答案14：

（1）春游地点环境卫生学调查，尤其是水源使用情况、水源附近环境状况。

（2）了解冰激凌加工工艺、流程、储运方式等是否存在交叉污染。

（3）了解小卖部经营人员的健康状况，有无患者及隐性感染者。

（4）调查冰激凌供销情况。

（5）采集冰激凌及食品容器及加工用水等开展检测。

答案 15：

（1）4 所学校病例的呕吐物和肛拭子。

（2）园区小卖部经营人员的肛拭子。

（3）园区小卖部剩余食物、机器物表等涂抹拭子样本。

（4）园区管网末梢水外环境样本。

答案 16：这是一起由诺如病毒感染引起的暴发疫情，食用园区小卖部冰激凌是发病的危险因素。主要依据如下：

（1）关联的时间顺序发病学生绝大多数在发病前曾前往同一地春游，且 75% 的病例发病前曾食用过园区小卖部冰激凌。

（2）关联的强度病例对照研究提示购买园区食物是危险因素，食用园区小卖部冰激凌增加了 4.97 倍发病风险。

（3）关联的合理性实验室从病例肛拭子和呕吐物多份标本中检出诺如病毒，证实本次疫情的病原体为诺如病毒。园区管网末梢水有肉眼可见浑浊物，检测细菌总数、大肠菌群两项卫生学指标，结果均显示超标，提示园区管网水受到污染。

（4）暴露与疾病分布一致性病例有明显的时间、地区聚集性；病例分布与园区小卖部供应范围一致。

（5）终止效应采取病例隔离治疗、环境消毒、班级停课、园区暂停营业、查封小卖部等综合性控制措施，这起疫情于 2018 年 4 月 14 日很快得到控制。

答案 17：本次调查存在一定的局限性。在疫情处置时，早期用日常采样容器采集的水样，在前期开展多种病原微生物检测后，水量不能满足后期的诺如病毒检测需求，且后期园区关停后未能采集到足量管网水样，导致无法开展有效检测，未从园区管网水和小卖部所售冰激凌等样本中检出诺如病毒，未能从实验室方面验证感染来源，提示在疫情暴发调查其间，应采集足量标本，以满足后期病原学检测需要。

参考文献

［1］Mesquita J R，Barclay L，Nascimento M S，et al. Novelnorovirus in dogs with diarrhea［J］. Emerg Infect Dis，2010，16（6）：980－982.

［2］李立明，曹务春，段广才，等. 流行病学［M］. 3 版. 北京：人民卫生出版社，2014：92.

［3］Robilotti E，Deresinski S，Pinsky B A. Norovirus［J］. Clin Microbiol Rev，2015，28（1）：134－164.

［4］廖巧红，冉陆，靳森，等. 诺如病毒感染暴发调查和预防控制技术指南：2015 版［J］. 中华预防医学杂志，2016，50（1）：7－16.

［5］陈恩富，周祖木. 传染病现场流行病学调查案例解析［M］. 北京：人民卫生出版社，2021：157.

（李晓珍）

实践八　流行性乙型脑炎

目　的

掌握流行性乙型脑炎病例报告及流行病学调查的基本步骤，熟悉开展流行性乙型脑炎防控工作要点和注意事项。

知识点

流行性乙型脑炎是由乙型脑炎病毒引起的一种自然疫源性传染病，也称日本脑炎，简称流行性乙型脑炎。主要侵犯中枢神经系统，临床表现主要为急性起病，发热、头痛、喷射性呕吐，发热 2 ～ 3 天后出现不同程度的意识障碍，重症患者可出现全身抽搐、强直性痉挛或瘫痪等中枢神经症状，极重型症病例出现中枢性呼吸衰竭。根据临床症状分为轻型、普通型、重型、极重型。该病主要经蚊媒传播，主要流行于夏秋季，人群普遍易感[1]。

实践案例分析

患儿李某某，男，4 岁，H 市人。2019 年 6 月 21 日 16 时，患儿母亲发现患儿全身乏力、低热、嗜睡。6 月 22 日 10 时，因自测体温发热达 39.2 ℃、出现 1 次抽搐到当地 A 医院就诊。经检查：体温 39.0 ℃、脉搏 122 次/分、呼吸 23 次/分和血压 123/80 mmHg，嗜睡状态，颈项弯曲有阻力，腱反射（+），锥体束征（+）。外周血象粒细胞总数 11.0×10^9/L，疑患流行性乙型脑炎，当日 15 时收入隔离病房，并报当地疾病预防控制中心。6 月 23 日 9 时，脑脊液结果显示：无色透明，细胞数为 100×10^6/L，糖、氯化物正常。

请回答以下问题：

问题 1：针对上述临床症状和体征，初步诊断是什么疾病？

问题 2：发现疑似病例，医院/医生应该采取哪些措施？

问题 3：接到报告后疾控中心人员应采取哪些措施？

问题 4：赴现场进行调查前应做哪些准备工作？

问题 5：还需要调查哪些方面的内容？

一、核实疑似流行性乙型脑炎患儿发病情况，了解病例主要临床表现和诊疗过程

当地疾病预防控制中心人员于6月23日10时左右到A医院立即对患儿进行全身检查。根据患儿母亲的描述，患儿从6月21日16时出现全身乏力、低烧、嗜睡情况，自行购买退烧药服用，未缓解，居家休息。直至6月22日10时，因自测体温发热达39.2 ℃、出现1次抽搐，前往医院就诊。经检查怀疑是流行性乙型脑炎，收入隔离病房。该医院有隔离病房，患儿采取就地隔离，不再转移。

请回答以下问题：

问题6：该疾控中心采取的措施是否合适？理由是什么？

问题7：经过临床体格检查，怀疑该患者是流行性乙型脑炎病人，为明确诊断，应对患者做哪些检查？

问题8：疫情应该如何逐级上报？

问题9：如达到疫情暴发标准，各级疾控和医疗机构职责分别是什么？

问题10：疫情暴发时，上述机构应该采取哪些措施？

二、开展病例个案调查，建立病例定义，搜索密切接触者

流行病学调查显示：6月10日患儿跟随父母回农村老家，其间多次与爷爷奶奶一起喂猪、玩耍。6月20日与父母返回市区家里，未外出。6月21日16时出现全身乏力、低烧、嗜睡情况，自行购买退烧药服用，未缓解，居家休息。结合入院检查，医生怀疑患儿患有流行性乙型脑炎，故收入隔离病房。

根据病例基本情况、临床表现、医院实验室检测结果、疫苗接种史等，采集患儿血液、脑脊液样品，并对传染病报告卡内容进行核实与订正，使传染病报告卡与个案调查内容一致。

请回答以下问题：

问题11：当达到流行性乙型脑炎暴发标准时，疫点和疫区应该如何划分？

问题12：流行性乙型脑炎的传播途径有哪些？

问题13：该流行性乙型脑炎疑似病例如何定义？

问题14：对患者应如何采集样品？

问题15：流行性乙型脑炎个案调查报告的内容主要有哪些？

密切接触者情况：

6月15—20日10时，患儿在从农村老家返回市区家中，其间接触爷爷奶奶、父母、姐姐及老家邻居小男孩。

6月21日9时左右，母亲发现患儿全身乏力、低热、嗜睡，自行服用退烧药，未缓解，居家休息，其间患儿接触父母、姐姐。

6月22日10时，因自测体温发热达39.2 ℃、出现1次抽搐，到当地A医院就诊，其间患儿接触父母及接诊医生。

请回答以下问题：

问题16：从上述流行病学调查中，你能找出该患者的密切接触者有哪些人吗？对这些人应当采取哪些控制措施？

三、病例样本采集及检验

入院后，该市疾控中心人员于6月23日9时左右到A医院立即对患者进行全身检查，并将医生和护士采集好的另一份血液、脑脊液样品，填写标本送检表，送往省疾控中心实验室，用ELISA（酶联免疫吸附测定）法检测疑似病例流行性乙型脑炎血清和脑脊液中IgM抗体。6月24日15时，实验室报告显示，患者血清和脑脊液中均检测出流行性乙型脑炎病毒IgM抗体阳性。

请回答以下问题：

问题17：此时应做何种诊断？

四、流行性乙型脑炎案例和疫苗接种率监测

6月25日10时，市疾控中心进行流行性乙型脑炎病例主动监测和主动搜索，同时进行流行性乙型脑炎疫苗接种率监测。

（1）流行性乙型脑炎病例主动监测和主动搜索：在蚊虫滋生季节，市级疾病预防控制机构要结合急性弛缓性麻痹病例监测工作，对县（区）级及其以上医疗机构开展流行性乙型脑炎病例的主动监测，到神经内科病房、儿科、传染病科门诊和病案等科室查阅出入院记录、门诊日志或病案，并记录监测情况，及时追踪并补报漏报病例。本年度出现流行性乙型脑炎病例的地区，县（区）级疾病预防控制机构应对病例所在地医院、社区服务中心、卫生院等医疗机构开展病例搜索，必要时开展社区病例主动搜索，并记录搜索情况。

（2）疫苗接种率监测：开展流行性乙型脑炎疫苗接种监测，包括常规接种、应急接种和群体性预防接种。将接种的疫苗种类、接种对象和范围、接种人数等情况录入中国免疫规划信息管理系统。

请回答以下问题：

问题18：上述措施的主要目的是什么？

五、流行性乙型脑炎预防措施

加强部门合作和健康教育，动员全社会参与。

（1）坚持预防为主的方针，在流行季节前，各地可通过各种媒体宣传防治流行性乙型脑炎的科普知识，增强广大群众预防流行性乙型脑炎的意识。教育群众搞好个人卫生和家庭卫生，改变不良生活习惯，勤扫地、勤洗手、淡盐水漱口；做好环境卫生、蚊虫杀灭工作，清除卫生死角。引导群众加强营养和室外活动，增强体质，提高机体抵御疾病的能力。

（2）在卫生部门与各有关部门的参与或监督下，托儿机构、中小学校、厂矿、工地、商场和影剧院等公共场所要搞好环境卫生。

（3）发生流行性乙型脑炎疫情后，卫生行政部门要根据国家有关规定适时公布疫情，做好与媒体的沟通，避免处置过度造成社会恐慌。当疫情严重时，根据突发公共卫生事件管理的有关规定，启动应急预案，实行群防群控。

（4）各级卫生行政部门和卫生监督部门要会同有关部门加强对辖区内学校、建筑工地和医疗机构的流行性乙型脑炎防治工作的督导检查，发现问题及时解决，促进各项防控措施的落实。

请回答以下问题：

问题 19：对居住地范围内的居民进行流行性乙型脑炎防治知识宣传的内容有哪些？

参考答案

答案1：根据患儿，4 岁，H 市人，体温 39.0 ℃、脉搏 122 次/分、呼吸 23 次/分和血压 123/80 mmHg，嗜睡状态，颈项弯曲有阻力，腱反射（+），锥体束征（+），外周血象粒细胞总数 11.0×10^9/L，脑脊液无色透明，细胞数 100×10^6/L，糖、氯化物正常，初步诊断患儿患流行性乙型脑炎。

答案2：因流行性乙型脑炎是乙类传染病，医护人员需做好个人防护，将患者收入隔离病房，同时上报医院。已具备网络直报条件的医院，应按照网络直报要求尽快报告。如不具备网络直报条件，城市须在 12 小时内、农村须在 24 小时内将病例上报至县（区）疾病预防控制中心。该医院具备网络直报条件，医生要尽快上报流行性乙型脑炎病例，疾控中心将派专业人员赴现场开展调查，核实疫情[2]。

答案3：县（区）级疾病预防控制机构应在接到流行性乙型脑炎病例报告后 48 小时内对流行性乙型脑炎病例或疑似病例开展个案调查，并详细填写个案调查表的内容，包括病例基本情况、临床表现、实验室检测结果、疫苗接种史等。调查填写个案调查表后及时录入中国疾病预防控制信息系统，并对医院上报的传染病报告卡内容进行核实与订正，使流行性乙型脑炎个案调查表与传染病报告卡内容基本信息一致。6 个月后进行病例随访调查，填写并录入中国疾病预防控制信息系统[2]。

答案4：疾控中心人员赴现场进行调查前应做好相应的组织准备和物品与器械准备。

（1）组织准备：现场调查组成员应包括流行病学、实验室和临床医学等专业人员，同时应设立组长或负责人，组织协调现场调查工作，明确调查组成员各自的职责。

（2）物品与器械准备：现场调查组奔赴现场前应准备必需的资料和物品，一般应包括：①调查和资料分析用品：流行性乙型脑炎个案调查表以及其他相关表格、记录本；②标本采集和现场检测用品：标本采集记录表、标本采集用拭子（注意用于 PCR 检测标本采集的拭子应使用灭菌人造纤维拭子和塑料棒）、自封式塑料袋、标签纸、油墨耐水的记录笔等；③应急用流行性乙型脑炎疫苗。

答案5：调查的内容包括患者发病前的活动情况，尤其是与家畜类动物猪的接触情况；患者发病情况（体温、精神状态、是否有抽搐等情况）；患者发病后去过的场所和所接触的人员。

答案6：合适，该医院有隔离病房，按照传染病处理原则，应进行就地隔离，转移容易发生传播。

答案7：采集疑似流行性乙型脑炎患者的脑脊液和血液标本，进行乙型脑炎病毒培养分离、抗体检测和核酸检测[1]。

答案8：传染病法定责任报告单位和责任疫情报告人发现乙脑病例或疑似病例，应按照《传染病防治法》《突发公共卫生事件与传染病疫情监测信息报告管理办法》和《国家突发公共卫生事件相关信息报告管理工作规范（试行）》等规定进行报告。已经具备网络直报条件的医疗机构，应按照网络直报要求尽快报告；对尚不具备条件的医疗机构，应采取最快的方式进行快速报告，城市必须在 12 小时以内、农村必须在 24 小时以内报至当地县级疾病预防控制机构，同时应认真填写传染病报告卡并及时寄出。责任报告单位或责任报告人在病例确诊、排除或死亡后，应于24小时内报出订正报告或死亡报告。各类医疗机构还应负责乙脑病例出院、转诊或死亡等转归情况的报告，县级疾病预防控制机构负责乙脑病例转归的核实。如发现在1周内，同一乡镇、街道等发生5例及以上乙脑病例，或者死亡1例及以上时，应按《国家突发公共卫生事件相关信息报告管理工作规范（试行)》的要求报告[2]。

答案9：

（1）各级疾病预防控制机构：①中国疾病预防控制中心：为全国乙脑监测工作提供技术指导，组织对省级疾病预防控制机构专业技术人员的培训，指导和参与地方重大疫情调查处理；负责全国监测数据的收集、整理，定期对监测系统的数据进行分析、反馈，为制定和完善乙脑防治策略提供科学依据；负责乙脑诊断试剂的研制、推荐，为省级疾病预防控制机构和国家级监测点提供相应的血清学诊断、检测试剂，开展乙脑病毒的分型鉴定；对乙脑监测系统进行督导、评价。②省级疾病预防控制机构：负责全省乙脑监测、系统管理和质量控制工作。收集、分析全省监测资料，为制定和完善本省乙脑防治策略提供科学依据；指导基层开展流行病学调查、参与本省疫情调查处理；组织疫苗接种率监测和健康人群免疫水平监测；开展血清学和病原学实验室检测。对下级疾病预防控制机构进行业务指导和人员培训，并进行督导和业务考核；指导医疗机构开展乙脑监测相关工作。③市级疾病预防控制机构：具体实施乙脑监测工作，负责监测资料的收集、汇总分析、反馈及上报；对监测工作及疫情报告进行督导；对县级疾病预防控制机构提供业务指导，开展人员培训和业务考核，现场指导和参与乙脑疫情的调查处理；组织开展疫苗接种率监测、健康人群免疫水平监测；开展血清学检测等工作；指导辖区内医疗卫生机构开展乙脑监测相关工作。④县级疾病预防控制机构：对报告的乙脑病例或疑似病例进行个案调查和主动搜索，负责病例标本的收集、运送工作，收集、汇总、分析监测资料，并按时上报。具体开展医疗机构乙脑病例主动监测和疫苗接种率监测，协助开展健康人群免疫水平监测等工作，培训指导医疗机构和辖区内从事疾病预防控制的相关工作人员。

（2）医疗机构：负责病例报告、登记、核对，标本采集，协助完成流行病学调查和标本转运，对医护人员进行乙脑监测相关培训[3]。

答案10：按照流行性乙型脑炎疫点、疫区处理规范进行疫区处理；开展人间和动物间流行病学调查，追查密切接触者，调查传染源。

答案11：疫点、疫区的划定及处理的目的在于及时发现和管理传染源，切断传播途径，迅速控制疫情。

（1）疫点：指病原体从传染源向周围播散的范围较小或者单个疫源地，要根据流行病学资料来划定疫点。一般指同门户出入的地方或与病人、疑似病人生活上密切相关的若干户。

（2）疫区：指传染病在人群中暴发、流行，其病原体向周围播散时所能波及的地区。为了防止疫点外污染造成继发感染和向外传播，要根据疫点的地理位置、交通情况、自然村落等特点来划定疫区。一般在农村以一个或几个村、一个或毗邻乡，在城市以一个或几个居委会或一个街道为范围划定疫区[4]。

答案12：通过蚊虫叮咬传播，我国主要是通过三带喙库蚊叮咬传播[1]。

答案 13：3—11 月在流行性乙型脑炎流行区居住或于发病前 25 天曾到过流行性乙型脑炎流行地区，急性起病、发热、头痛、呕吐、嗜睡、有不同程度的意识障碍症状和体征，白细胞总数多在（10 ～20）$\times10^9$/L，中性粒细胞达 80% 以上的病例及 15 岁以下临床上诊断为病毒性脑炎的病例[2]。

答案 14：按《流行性乙型脑炎病例标本采集指南》采集疑似流行性乙型脑炎患者脑脊液、血液标本。脑脊液标本采集：在发病 1 周内采集疑似流行性乙型脑炎患者 1 ～2 mL 脑脊液，进行病毒培养分离、抗体检测和核酸检测。血液标本采集：抽取疑似流行性乙型脑炎患者全血 2 ～4 mL，进行抗体测定、病原培养分离、核酸检测。在发病 1 周内采集第 1 份血液标本，发病 3 ～4周后采集第 2 份血液标本各 2 mL，若第 1 份血液标本/脑脊液标本实验室病原学检测阳性或乙脑特异性抗体 IgM 为阳性，可不采集第 2 份血液标本。两种标本均要求在 -20 ℃以下低温保存，冷藏运送，同时要符合实验室生物安全和相关运输管理有关要求[3]。

答案 15：一般情况、发病情况、临床表现、流行性乙型脑炎疫苗免疫史、实验室常规及辅助检查和结论[2]。

答案 16：密切接触者是指家庭成员、病人看护人员，以及任何可能暴露于病人口腔、鼻咽分泌物的人员。密切接触者包括爷爷、奶奶、父母、姐姐及老家邻居小男孩。对密切接触者必须进行医学观察随访，时间至少为 10 天（自最后接触之日算起），一旦其出现发热、出疹等症状要主动申报，并及时就诊。所在地乡村医生、校医、社区卫生服务站医务人员等负责医学观察工作。

答案 17：确诊该患儿为流行性乙型脑炎患者。

答案 18：搜寻病例，进行疫苗接种率监测和接种，找出传染源，保护易感人群。

答案 19：流行性乙型脑炎是可预防的传染病，有效的预防控制措施包括以下三个方面：

（1）保护易感人群，接种疫苗。儿童按常规免疫程序完成相应流行性乙型脑炎疫苗接种或补种；既往未接种过流行性乙型脑炎疫苗的易感人群至少接种 1 剂次减毒活疫苗或 2 剂次灭活疫苗（间隔 7 ～10 天）。

（2）切断传播途径，制定蚊虫防治策略。按时打扫生活区环境，保持整洁；消灭蚊虫滋生地，及时清除生活区周围的小型积水、坑洼；保持家畜、禽舍环境干净。

（3）健康宣教，对民众宣传疾病传播及预防蚊虫叮咬的方式，提醒民众及时就医；建议安装纱门、纱窗，使用蚊帐、蚊香；避免于蚊虫活动的高峰期，在猪舍、其他动物畜舍或病媒蚊滋生地点附近活动；穿浅色长袖衣裤，身体裸露处使用防蚊药剂，避免蚊虫叮咬，降低感染风险；人居住地尽量远离猪、牛等牲畜豢养地，减少与牲畜接触；流行性乙型脑炎流行季节出现发热、头痛、呕吐、嗜睡等症状，应及时就诊，明确诊断和治疗[5]。

参考文献

[1] 卫生部传染病标准专业委员会. 流行性乙型脑炎诊断标准：WS 214 - 2008 [S/OL].（2008 - 12 - 11）[2009 - 06 - 15]. http://www.nhc.gov.cn/wjw/s9491/200907/

41978. shtml.

［2］中华人民共和国卫生部. 卫生部办公厅关于印发流行性乙型脑炎等4种传染病监测方案的通知（卫办疾控〔2006〕93号）［EB/OL］.（2006－05－19）［2023－07－08］. https://www. gov. cn/zwgk/2006－07/05/content_ 327463. htm.

［3］中国疾病预防控制中心. 全国流行性乙型脑炎监测方案［EB/OL］.（2006－07－03）［2023－07－08］. https://www. chinacdc. cn/jkzt/crb/zl/lxxyxny/cbw/200607/t20060703_24169. html.

［4］中华人民共和国传染病防治法（修订）［EB/OL］.（2013－06－29）［2023－07－08］. http://www. nhc. gov. cn/fzs/s3576/201808/6d00c158844f42c5bcf94993bffa665a. shtml.

［5］中国疾病预防控制中心. 水灾地区预防流行性乙型脑炎知识［EB/OL］.（2020－08－29）［2023－07－08］. https://www. chinacdc. cn/jkzt/crb/zl/lxxyxny/nyzstd/202008/t20200829_ 218744. html.

（李　娜）

实践九　登革热

目　的

通过案例分析掌握登革热的流行特征，熟悉处理登革热疫情的基本步骤，以及开展病例调查设计要点及注意事项。

知识点

（1）登单热病毒为B组虫媒病毒，属于披膜病毒科（togaviridae）黄热病毒属（*flavivirus*）。病毒颗粒主要呈球形，直径多为40～70 nm，有的呈哑铃状或棒状。髓核为单股线状核糖核酸（RNA）。病毒颗粒与乙型脑炎病毒相似，最外层为两种糖蛋白组成的包膜，包膜含有型和群特异性抗原，用中和试验可鉴定其型别。

（2）登革热患者和隐性感染者为主要传染源，未发现健康带病毒者。患者在发病前6～8小时至病程第6天，具有明显的病毒血症，可使叮咬伊蚊受感染。病毒在伊蚊体内复制8～14天后具有传染性，传染期长者可达174天。具有传染性的伊蚊叮咬人体时，会将病毒传播给他人。登革热流行其间，轻型病例和隐性感染者居多，人群中的隐性感染者可达1/3，为主要传染源。丛林山区的猴子和城市中某些家畜虽然有感染登革热病毒的血清学证据，但是否作为传染源尚未能确定。

（3）登革热病毒通过伊蚊叮咬进入人体，在网状内皮系统增殖至一定数量后，即进入血循环（第1次病毒血症），然后再定位于网状内皮系统和淋巴组织之中，在外周血液中的大单核细胞、组织中的巨噬细胞、组织细胞和肝脏的Kupffer氏细胞内再复制至一定程度，释出于血流中，引起第2次病毒血症。体液中的抗登革热病毒抗体，可促进病毒在上述细胞内复制，并可与登革热病毒形成免疫复合物，激活补体系统，导致血管通透性增加，同时抑制骨髓中的白细胞和血小板系统，导致白细胞、血小板减少和出血倾向。登革热初次感染患者的早期症状并不明显，容易发生误诊，典型症状为发热，常伴乏力、肌痛、畏寒，可能会出现皮疹、消化道出血、鼻衄或女性阴道不规则出血等症状。在本病过程中或退热后，病情加重，出现明显出血倾向，同时伴周围循环衰竭者应考虑登革休克综合征。

实践案例分析一

1978年8月，佛山市防疫站在石湾镇发现疑似登革热流行，经过流行病学调查、血清学补体结合试验及病毒分离，证实为登革热病毒引起的一次强度较大的登革热暴发及流行，疫情波及全省7个市、县，流行期持续7个月之久，为新中国成立以来我国首次登革热流行。

首例患者霍某某，女，39 岁，佛山市石湾镇某厂工人，1978 年 5 月 2 日发病，当时曾被诊断为肠伤寒、肝炎，9 月 9 日血清学追溯调查，补体结合试验登革 4 型抗体滴度 1∶64^{++}，为登革热首发病例。

据调查，1978 年 5、6 月在石湾镇个别居委会有零星病例存在，7 月病例急剧增加，石湾镇 9 个居委会均有病例发生。随着时间推移，疫情很快向毗邻石湾镇的城镇、农村扩散蔓延，波及佛山市区和郊区、南海、顺德、三水、江门、广州、四会等 7 个市、县，持续到 12 月，流行期达 7 个月之久，共发病 22122 例，病死 14 例[2]。

请回答以下问题：

问题 1： 请简述登革热病毒感染人体的过程。

问题 2： 从流行病学角度分析如何预防登革热病毒误诊？

问题 3： 登革热是否是我国法定报告传染病？如是，属于几类传染病？

问题 4： 感染登革热有何临床症状？诊断依据主要是什么？如何治疗？

实践案例分析二

一、流行状况

自 1978 年以来，我国登革热每年均有病例报告（1983 年、1984 年和 1996 年除外），季节发病高峰主要为 8—11 月。1978—1990 年间，我国登革热流行严重的年份有 1978 年（22122 例）、1980 年（452674 例）、1981 年（19543 例）、1985 年（16385 例）、1986 年（118881 例）及 1987 年（32830 例），其中 1978 年和 1981 年病例分别主要分布于广东省的佛山市和湛江市，1980 年、1985 年、1986 年和 1987 年病例主要分布于海南省。

自 1991 年后，病例主要发生在广东省，且有每隔 4 ～7 年发生 1 次流行的趋势。1995 年、2002 年、2006 年和 2013 年发病率较高，发病例数分别为 6812 例、1576 例、1044 例及 4662 例。2014 年，登革热的流行规模更是达到 1986 年以来的新高。截至 2014 年 11 月 23 日，全国登革发病人数已经超过 4. 4 万人。

二、地区分布

1978—1991 年，我国登革热疫情主要集中在广东省和海南省，1990 年以后，在广西、澳门、福建、云南、香港、浙江等地也陆续有病例报告。海南省在 1978—1992 年间为全国发病率最高的地区，但 21 世纪以来少有病例报道。2005—2012 年全国共报告登革热病例 3044 例，广东省的发病人数为 2181 例，占全国病例的 71. 65%，其次是浙江省（252 例，8. 28%）、福建省（210 例，6. 90%）及云南省（134 例，4. 40%），4 省的发病人数总计为 2777 例，占全国病例的 91. 23%。

广东省在 1995 年、2002 年、2006 年和 2013 年曾出现规模较大的疫情，病例数分别为 6812 例、1576 例、1022 例和 2894 例，发病率分别达到 9. 75/10 万、1. 77/10 万、1. 4/10 万和 2. 73/10 万（2013 年发病率计算以 2012 年广东人口数为基数）。除病例数最多的广州外，登革热疫情涉及潮州、肇庆、佛山、汕头、揭阳、中山、东莞、茂名、江门、清远、韶关、阳江、深圳、珠海、阳江和汕尾 16 个市。2006 年后广东省登革热发病率均维持在较低水平，但 2013 年和 2014 年，广东省的登革热疫情出现了强势的反弹。

2014 年，广东省病例分布于广州、佛山、中山、江门、珠海等 20 个地级市，但主要集中在广州和佛山两地（两地占发病人数的 90% 以上），包括 4 个病毒血清型，老疫点的疫情人数也大幅提高。

三、时间分布

在我国高温潮湿的热带地区（如海南），全年均有病例发生，而在东南沿海地区（如广东、广西、浙江等地），登革热发病有明显的季节特征，以夏秋季为主。登革热是一种主要以埃及伊蚊和白纹伊蚊为传播媒介传播的急性病毒性传染病，所以登革热发病高峰与伊蚊种群数量消长密切相关。目前在我国尚未发现登革热的自然疫源地存在，所报道的暴发事件均在 6—11 月其间，由输入性病例引起，分布在伊蚊活动的省份。

四、人群分布

总体上，我国男性发病比女性稍高，2005—2012 年 8 年间男性发病 1608 例（52. 83%）、女性 1436 例（47. 17%），男女比为 1. 12∶1。各年龄组均有发病，但以青壮年为主，主要发病年龄段为 20 ～ 60 岁。

高发职业人群主要为农民、工人、学生、商务人员和家庭待业者。2005—2012 年，全国登革热患者中家庭待业者发病最多，共 526 例，占 17. 28%，其次分别为农民（452 例 14. 85%）、工人（393 例，12. 91%）、商务人员（372 例，12. 22%）和学生（318 例，10. 45%），这 5 个职业占总发病人数的 66. 71%。

五、传播环节

登革热的传染源主要是各种类型的病人和隐性感染者。病人在发病前 1 天和发病后 5 天为病毒血症期，具有传染性。流行其间，轻型病例和隐性感染者多，人群中的隐性感染者可达 1/3，他们在该病的传播中具有重要的意义。

登革热的传播媒介为伊蚊，其中主要是埃及伊蚊和白纹伊蚊。埃及伊蚊和白纹伊蚊均具有很强的传播登革病毒的能力，蚊媒只要与有传染性的液体接触一次，即可获得感染，病毒在蚊体内增殖 8 ～ 14 天后即具有传染性，且终身带毒，传染期长者可达 174 天。

人群对登革热普遍易感，感染后可对同型病毒具有 1 ～ 5 年的免疫力，但对不同型病毒无交叉保护。人群对登革热的免疫水平可能是我国一些地方周期性出现登革热疫情的主要原因之一。

六、预防控制措施

（一）控制传染源

我国登革热无明显的自然疫源地，多为输入性而引起本地感染流行。登革热的潜伏期为 3 ～ 15 天，患者感染 DENV1 – 5 型的临床表现各不相同，DENV2 型感染症状重，发生登革出血热病例多。由于登革热临床表现出多样性，多数症状为轻型、不典型或隐性感染，临床上容易误诊和漏诊，一旦登革热传染源输入未能及时发现、及时报告、及时诊断和及时隔离治疗，贻误应急处置最佳时机，极易造成疫情扩散传播。因此，在流行区，应加强疫情监测，开展专业技术人员培训，建立疫情监测、实验室诊断、病例治疗管理及媒介生物防制应急队伍，提高专业技术人员诊疗防控能力和水平；在非流行区，应重点做好来自疫区旅行者或人员疫情的监测，加强边境口岸出入境人员卫生检疫，做好传染源和传播轨迹追踪，及时发现登革热患者或疑似患者，做到早发现、早报告、早诊断、早隔离和早治疗。

（二）切断传播途径

预防和控制登革热传播的重要方法之一是切断传播途径，如采取蚊虫媒介控制、媒介伊蚊监测和清除蚊媒滋生地为主的防蚊灭蚊爱国卫生运动。防蚊灭蚊、清除蚊媒滋生场所是控制登革热的有效办法。主要包括建设改造城镇下水道系统，填平坑洼，翻盆倒灌和特殊环境治理等，清除积水的蚊媒滋生环境。这项工作面广量大，需要政府组织动员全民统一行动，才能达到真正降低蚊媒密度、减少登革热传播的目的。因此，在登革热流行区，应建立政府主导、多部门协作、全社会共同参与的联防联控机制，协调部署落实卫生部门、边境口岸、财政、宣传、教育、市政、城建、环卫、乡镇及村（社区）居委会等多部门登革热防控职责任务，统一开展以防蚊灭蚊、清除伊蚊滋生为目的的综合行动。应在严格质量控制监督指导下，及时引入消杀专业公司参与灭蚊、清除蚊媒滋生地、消毒和监测工作，可节省人力和物力，提高快速处置疫情能力。在疫情发生初期，积极投入足够的力量，迅速开展对居室内外环境用杀虫剂大面积喷洒灭蚊工作，落实处理蚊媒滋生地期限任务，即疫点期限 5 天内，疫区期限 10 ～ 15 天，把伊蚊布雷图指数（BI）降至 5 以下，以达到灭蚊应急和远期效果。

（三）保护易感人群

登革热血清型 DENV1 –5 型间抗原特性差异大及交叉免疫复杂，给疫苗研发带来了很大障碍。赛诺菲巴斯德公司历经 20 年研制取得很大进展，3 期临床试验评估结果均表明疫苗保护率为 60%，且对重型登革热有更好预防性，但在年轻人组中疫苗保护率并不高。目前，易感人群尚无疫苗预防，登革热患者没有特效治疗药物，应利用多种形式广泛开展宣传教育，普及登革热防控知识，提高公众自我防护能力。在流行区流行季节，应尽量减少群众集会，减少人群流动，进入疫区人员使用驱蚊剂，居室使用沙门、纱窗、蚊帐及灭蚊灯等防蚊灭蚊，白天或夜晚室外活动应穿长衣长裤，改变夏秋季节赤膊乘凉的不良习惯，防止伊蚊叮咬感染传播。

请回答以下问题：

问题 1：请简要论述登革热的流行病学特征。

问题 2：登革热的时间分布特征存在季节性，何为季节性特征？包含哪些内容？

问题 3：假如你是当地疾病预防控制人员，接到首例患者报告信息后，将如何展开流行病学调查？

问题 4：登革热的传染源、传播途径和易感人群分别是什么？

问题 5：你认为面对登革热疫情暴发，应采取哪些防治措施？

问题 6：如何预防登革热疫情反弹？

问题 7：你从以上材料中能够得到什么启示？

参考答案

【实践案例分析一】

答案1：登革病毒通过伊蚊叮咬进入人体，在网状内皮系统增殖至一定数量后，即进入血循环（第1次病毒血症），然后再定位于网状内皮系统和淋巴组织之中，在外周血液中的大单核细胞、组织中的巨噬细胞、组织细胞和肝脏的Kupffer氏细胞内再复制至一定程度，释出于血流中，引起第2次病毒血症。体液中的抗登革病毒抗体，可促进病毒在上述细胞内复制，并可与登革病毒形成免疫复合物，激活补体系统，导致血管通透性增加，同时抑制骨髓中的白细胞和血小板系统，导致白细胞、血小板减少和出血倾向。

答案2：重视流行病学资料尤其关注登革热疫区暴露史；详细询问病情、发现有价值的线索；仔细检查体格、常规化验检查及病毒学检测；综合研判分析资料。

答案3：登革热属于我国法定乙类传染病。

答案4：登革热是一种由登革病毒传染引起的急性传染病，登革热病毒主要由埃及伊蚊传播。重症登革热是登革热的一种严重类型。患者主要表现为发热、皮疹、疼痛、胃肠道症状、休克、严重器官损伤等症状。病情严重者可能会出现休克、弥散性血管内凝血及各脏器功能衰竭，危及生命。登革热并不常见，只有少部分发展为重症登革热。我国重症登革热患者少见，多为境外输入病例。病毒学检测（直接检测病毒成分），通过检测一种病毒产生的蛋白质（称为NS1）来检测这种病毒。血清学检测（检测对病毒做出反应而产生的人源免疫成分），如酶联免疫吸附试验（ELISA）并结合流行病学暴露史来确诊本病。本病可以治愈，但无特效药，以支持治疗为主，治疗主要是以休息、清淡饮食、对症和支持治疗，防止出现继发感染，预后较好。

【实践案例分析二】

答案1：我国主要发生于海南、台湾、香港、澳门、广东和广西，登革病毒先流行于市镇，后向农村蔓延。多发于夏秋雨季，在广东为5—11月，海南省为3—12月。（答案仅供参考提示，学生需查阅资料从时间、空间、人间分布特征详细展开描述）

答案2：疾病在一定季节内呈现发病率增高的现象称为季节性，季节性有两种表现形式，一种是严格季节性，另一种是季节性升高。

答案3：

（1）准备和组织。一般从几个方面入手：明确范围，划分区域并确定重点，组建调查队，明确人员安排，准备相关书籍和参考方案，提供技术支持，做好物资准备和后勤保障工作，求得实验室支持，安排好标本的采集和检测工作，准备工作完成后立即奔赴现场。

（2）核实诊断。根据病例的临床表现、实验室检查，与流行病学资料相互结合进行综合分析并做出判断。

（3）确定暴发的存在。确定暴发信息的真实性，一旦确认属实，立即初步分析暴发的总体趋势、受影响的范围，以及疾病的性质和严重程度，紧急做好暴发控制准备和组织工作。

（4）病例定义。确定发现病例的统一标准，使发现的病例具有可比性，并符合突发公共卫生事件调查要求。

（5）病例发现与核实。利用现有的疾病监测系统搜索病例，或者建立主动监测系统，提高发现病例的能力。发现病例后，及时救治和隔离、针对病人开展个案调查，并保护和密切观察与病人密切接触者。

（6）描述疾病的三间分布。发现高危人群及防治重点，为疾病的防治提供依据。还能描述某些因素与疾病之间的关联，以逐步建立病因假设。

（7）建立假设及验证假设。建立假设时及时请教相关领域专家，并注重到现场去寻找线索。在一次暴发调查中经常会产生几个假设，假设应该包括：传染来源、传播方式和危险因素、高危人群、剂量反应关系等。然后用病例对照研究或队列研究来验证假设。

（8）完善现场调查。对于新发或不明原因疾病，要进一步了解其自然史、病原学/来源和传播方式。对于已知疾病，要掌握其更多的特征，如分析危险因素、评价诊断方法和测量控制措施的效果等。

（9）实施控制措施。实施控制措施应当与现场调查同步进行，如有些疾病病人一旦被发现，就须隔离治疗。

（10）总结报告。包括初次报告、进程报告、结案报告。进程报告可有多个，随着疫情的发展，要及时报告疫情发展趋势、发病最新情况和调查最新结果。

答案4：登革热患者和隐性感染者为主要传染源。患者在发病前1日至发病后3～5日传染性最强；蚊虫是本病的主要传播媒介，其中伊蚊是传播登革病毒的主要蚊种，包括埃及伊蚊和白纹伊蚊。在新流行区，人群普遍易感，但发病以成人为主；在地方性流行区，当地成年居民的血清中几乎都可检出抗登革病毒的特异性抗体，故发病以儿童为主，农民、工人、学生、家庭待业者等为相对高危人群。

答案5：①清除或倒置室外各种可积水的容器，如放在户外、阳台、天台处不用的花盆、缸罐等。②种养水生植物（如富贵竹、万年青等）应每隔3～5天换水洗瓶、清洗根须。登革热流行其间最好不要种养水生植物，如要种养，则改为用泥、沙种养。保持花盆托盘不积水，如有积水，应随时清干。③及时清除沟渠、天台等积水，填塞竹节、树洞。对于长期无法清除的积水，可以投放杀灭蚊虫的药剂。④家庭应安装蚊帐、纱门、纱窗等，适时使用蚊香、电子驱蚊器、电蚊拍、防蚊灯等装备，还可以用杀虫喷雾剂对房间实施灭蚊处理。

答案6：应做好疫情监测，以便及时采取措施控制疫情扩散，患者发病最初5天，应防止再受蚊类叮咬，以免传播，典型患者只占传染源的一小部分，所以单纯隔离患者不足以防止流行。预防措施的重点在于防蚊和灭蚊，应动员群众实行翻盆倒灌，填塞竹节、树洞。对饮用水缸要加盖防蚊，勤换水并在缸内放养食蚊鱼，室内成蚊可用敌敌畏喷洒消灭，室外成蚊可用50%马拉硫磷杀螟松等超低容量喷雾或在重点区域进行广泛的药物喷洒消灭。

答案7：如坚持每年在合适的时期集中开展统一的灭蚊活动，设立“灭蚊日”，对统一灭蚊的时间、地点、形式、职责归属、奖惩措施等做出明确的规定，提高预防登革热意识。（开放性题目，学生自行发散讨论，言之有理即可）

参考文献

[1] 戴安，舒云，刘平华，等. 登革热流行现状及诊疗进展 [J]. 现代临床医学，2022，48 (1)：69 -72.

[2] 赵惠霖. 1978 年佛山市石湾镇登革热流行调查 [J]. 广东卫生防疫资料，1980 (2)：34 -42.

[3] 王福春. 我国登革热流行概况与预防控制措施研究进展 [J]. 职业与健康，2018，34 (12)：1717 -1721.

（曹文婷）

实践十　人感染高致病性禽流感

目　的

通过案例分析掌握人感染高致病性禽流感疫情的基本处理步骤、病例调查设计要点及注意事项。

知识点

（1）人感染高致病性禽流感是由禽甲型流感病毒某些亚型中的一些毒株如H5N1、H7N7等引起的人类急性呼吸道传染病。近年来H5N1型禽流感病毒在全球蔓延，不断引起人类发病，并且据推测这一病毒可能通过基因重配或突变演变为能引起人类流感大流行的病毒，因此成为全球关注的焦点。我国《传染病防治法》将其列为乙类传染病，但实行甲类管理，即一旦发生疫情，采取甲类传染病的预防控制措施。

（2）禽流感是禽类的常见病和多发病，常可发生大面积、跨区域流行。一般情况下，禽流感较难传染给人，但近几年禽流感特别是H5N1亚型禽流感传染给人的情况屡有发生，感染的人数有增加的趋势，值得关注。人群的发病与人和动物接触的密切程度、流行的病毒亚型及其变异情况相关。

（3）人类感染不同亚型的禽流感病毒后可引起不同的临床症状。感染H9N2亚型的患者通常仅有轻微的上呼吸道感染症状，部分患者甚至没有任何症状；感染H7N7亚型的患者主要表现为结膜炎；重症患者一般均为H5N1亚型病毒感染。患者呈急性起病，早期表现类似普通型流感，主要为发热，体温大多持续在39 ℃以上，可伴有流涕、鼻塞、咳嗽、咽痛、头痛、肌肉酸痛和全身不适。部分患者可出现恶心、腹痛、腹泻、稀水样便等消化道症状。重症患者可出现高热不退，病情发展迅速，几乎所有患者都有临床表现明显的肺炎，可出现急性肺损伤、急性呼吸窘迫综合征（ARDS）、肺出血、胸腔积液、全血细胞减少、多脏器功能衰竭、休克及瑞氏（Reye）综合征等多种并发症，可继发细菌感染，发生败血症。少数重症患者可出现头痛、谵语、躁动等神经精神异常。

实践案例分析一

病例陈某某，男性，39岁，2011年12月21日在住处出现发热、乏力等症状，自行服药（具体用药不详），症状未见缓解。于12月23日16时30分和晚上分别前往某医院发热门诊和急诊科就诊，诊断为“发热查因”，采取抗病毒等对症治疗后病情无明显好转，遂于12月25日再次前往该医院发热门诊就诊。该医院发热门诊给予头孢呋辛抗感染及降温退热处理后，陈某某仍反复发热，咳嗽较前加重。当日15时13分，陈某某再次回到医

院急诊科就诊，15 时 25 分以“肺炎”收入该院内二病区住院治疗。12 月 26 日以“重症肺炎”诊断转入重症监护室（ICU）治疗，于 27 日气管插管、机械通气。患者病情持续加重，心、肺、肝功能损害进行性加重，休克加重，肺纤维化改变、渗出增多。12 月 31 日 13 时 33 分，该患者病情迅速加重，出现严重呼吸衰竭和多脏器功能衰竭，经抢救无效死亡。

该患者为四川省某市县人员，来深圳工作 7 年，就职于深圳市某公共汽车公司，平时身体健康。其妻子反映其病前 1 个月内无明确家禽接触及进食史，病前 1 个月内无外出史，无流感样病人接触史，近 1 年无流感疫苗接种史。患者居住于沙井街道民主社区一幢出租屋内的 2 楼（共 4 层，住户主要为公交司机），室内空间小，比较拥挤，环境卫生较差，通风尚可。周围环境一般，邻居在其家另一侧的室外空地处圈养鸡（面积约 50 m^2，26 只鸡），但近期鸡无异常病死情况。该患者 2 个月前由某公交公司某车队转入现在的车队工作。该公司实行轮班制，由两个司机轮流开车，患者工作时间不固定。患者平日性格内向，与同事接触较少，白天经常在公司食堂就餐。经流行病学调查和排查，确定密切接触者共计 120 人，分别为：①患者患病其间曾先后接触沙井人民医院发热门诊、急诊科、内二科病房及重症监护室医护人员及病友共 82 人；②与患者同住密切接触者 1 人，为患者妻子；③患者患病其间曾有过接触的同事共 37 人。

实验室检测：深圳市疾控中心、广东省疾控中心及中国疾控中心对采集的患者气管分泌物标本及高危密切接触者咽拭子标本进行 H5 亚型禽流感病毒核酸检测，结果显示：该患者 12 月 30 日的气管分泌物标本为 H5 亚型禽流感病毒 HA 基因阳性，15 名密切接触者咽拭标本为阴性。

请回答以下问题：

问题 1：人感染高致病性禽流感后出现的主要临床症状有哪些？

问题 2：对于疑似感染高致病性禽流感患者，医院/医生应该采取哪些措施？

问题 3：人感染高致病性禽流感的确诊原则是什么？

问题 4：高致病性禽流感的传播途径有哪些？

实践案例分析二

一、资料来源

资料来源为中国疾病监测信息报告管理系统导出的人禽流感病例报告卡片和通过现场流行病学调查得到的流行病学调查报告相关信息。每一例病例的流行病学调查均由国家和/或省、市、县（区）各级流行病学专业人员、实验室人员和临床专家组成的联合现场调查救治组进行现场调查和快速反应，包括调查病例人口基本统计学信息、发病就诊经过、可能的感染来源、传播途径及暴露因素，并对病例的密切接触者进行医学观察，同时对患者进行实验室检测和临床救治。

人禽流感确诊病例定义参照《人禽流感诊疗方案（2005 版）》《人禽流感诊疗方案（2005 修订版）》和《人禽流感诊疗方案（2008 版）》。人禽流感聚集性疫情定义：在同一地区和/或有流行病学联系的人中，两周内相继出现两个或两个以上的病例发生无法解释的急性下呼吸道症状并伴有发热（>38 ℃）或者死于无法解释的呼吸系统疾病，其中至少有1例被确诊。

请回答以下问题：

问题1：传染病疫情现场流行病学调查的主要目的有哪些？

问题2：传染病疫情现场流行病学调查主要需要调查哪些内容？

二、结果

2005—2009年，我国共确诊38例人禽流感病例（其中2例为军队病例），其中死亡25例。

（一）时间分布

我国确诊的38例人禽流感病例中，有31例发生在冬春季节（11月—次年3月），占病例总数的82%。伴随着我国动物禽流感疫情的频繁发生，2005年11月—2006年3月出现首个报告高峰，全国共报告14例病例，占全部报告病例数的37%。2007—2008年冬春季共发生5例病例，未出现明显的发病高峰。2008年12月底—2009年1月有明显的报告发病高峰，全国共确诊8例病例，占病例总数的21%。

请回答以下问题：

问题3：描述疾病的时间分布特征主要有哪些？

（二）地区分布

38例病例分布在北京、湖南、湖北、江苏、安徽、四川、福建、广东、江西、新疆、辽宁、上海、浙江、广西、山东、山西和贵州17个省（自治区、直辖市）的38个县（区），主要发生在我国南方。北方的辽宁、新疆、北京、山东和山西5省发生7例，其余31例均分布在我国南方。病例较多的为安徽（5例）、湖南（5例）和福建（4例），3省共占病例报告总数的37%。另外，农村地区报告的病例数占61%，明显高于城市地区，其中86%发生在我国南方。

请回答以下问题：

问题4：疾病的空间分布特征可以从哪些方面展开描述？

（三）人群分布

1. 年龄、性别分布

38例病例的年龄中位数为26岁，城市病例高于农村病例，女性病例高于男性病例，存活病例高于死亡病例。病例主要集中在20～39岁组，共21例（55%），小于10岁的有5例（13%），50岁以上的有2例（5%）。女性20例（53%），略多于男性。

2. 职业分布

38例人禽流感病例中，22例发生在农村，14例在城市，2例不详（军队病例）。22例农村病例中有12名农民、6名学生、3名家禽从业人员和1名工人；14例城市病例中，有4名工人，3名待业人员，另有学生、厨师、小商贩、司机、自由职业者、离退人员和

散居儿童各 1 名。

请回答以下问题：

问题 5：疾病的人群分布特征可以从哪些方面进行描述？描述疾病的人群分布特征有何作用？

（四）病死率

38 例病例的总病死率为 66%。2007—2008 年确诊的 10 ～ 19 岁组病例和 20 ～ 29 岁组病例、城市病例的病死率略高于相对应的其他组。经检验，不同年度、不同性别、不同年龄组及城市和农村确诊病例的病死率之间差异均无统计学意义。

请回答以下问题：

问题 6：什么是病死率？主要应用在哪些方面？它与死亡率有何异同？

（五）流行病学暴露史

38 例病例中，有 20 例（53%）在发病前有直接或间接的病死禽接触史（4 名病例同时确诊了动物禽流感疫情）；2 例（5%）病例有禽类制品接触史；11 例（29%）病例发病前去过活禽市场；1 例（3%）病例感染来源不明；2 例（5%）病例发病前曾接触过人禽流感病例；2 例（5%）军队病例流行病学暴露史不详。

请回答以下问题：

问题 7：在流行病学中，何为暴露？

（六）聚集性疫情

2005—2009 年，全国共发生 3 起家庭聚集性疫情。第一起是 2005 年 10 月湖南湘潭的姐弟聚集性病例。弟弟为我国首例确诊人禽流感病例，通过血清学方法确诊；姐姐因肺炎和多脏器功能衰竭死亡，但无标本进行实验室诊断。发病前二者有共同的病死禽环境暴露史，发病时间间隔 2 天。第二起为发生在 2007 年 12 月江苏南京直系血缘父子病例，均确诊。父亲发病前曾在病房长时间护理儿子，直接接触其呼吸道分泌物和肠道排泄物感染的可能性最大。两例病例发病日其间隔 8 天。父子两人标本中所分离到的禽流感 H5N1 病毒的全基因组序列近乎完全一致，仍为禽源，没有发生变异或与人流感病毒的重配。父亲在医学观察其间被发现，早期使用了达菲和免疫血浆，最后痊愈。第三起为发生在湖南长沙的母女聚集性病例。女儿经呼吸道标本核酸检测确诊，母亲为孕 20 周妊娠妇女，因重症肺炎死亡，但无标本进行实验室诊断。母女两人曾在母亲发病前 7 天和 5 天两次去活禽市场探望从事活禽宰杀和贩卖的亲属，并在摊位旁两次就餐，停留共约 3h。母亲发病前后至隔离治疗前，女儿一直与其共同生活，每天接触 20 小时以上，有频繁的亲吻和搂抱，母亲发病 10 天后女儿发病。

请回答以下问题：

问题 8：如何预防禽流感疫情尤其是聚集性疫情的发生？

参考答案

【实践案例分析一】

答案1：H7亚型人禽流感：主要表现出结膜炎和上呼吸道卡他症状。H9N2亚型人禽流感：类似普通流感，通常仅有轻微的上呼吸道感染症状。H10N7亚型人禽流感：仅有轻微的上呼吸道感染症状。H5N1亚型人禽流感：①潜伏期一般为1～7天，通常为2～4天。患者呈急性起病，早期表现类似普通流感，主要为发热，体温大多持续在39 ℃以上，可伴有流涕、鼻塞、咳嗽、咽痛、头痛、肌肉酸痛和全身不适。部分患者可有恶心、腹痛、腹泻、稀水样便等消化道症状。②重症患者病情发展迅速，几乎所有患者都有临床表现明显的肺炎，可出现急性肺损伤、急性呼吸窘迫综合征、肺出血、胸腔积液、全血细胞减少、多脏器功能衰竭、休克及瑞氏综合征等多种并发症。可继发细菌感染，发生败血症。③外周血象检查白细胞总数一般正常或降低。重症患者多有白细胞总数及淋巴细胞减少，并有血小板降低。④体征：重症患者可有肺部实变体征等。⑤胸部影像学：病初病变形态可为斑片状、大片状、多片的、融合的单侧或双侧肺实变，肺实质渗出阴影浅淡，呈絮状、磨玻璃样密度，重症患者病变进展迅速，1～2天范围扩大，密度加深呈肺实变密度，边缘模糊，病变内可见“空气支气管征”，病变多表现为两肺弥漫性分布，没有明显的以段或叶划分的特征，相当部分病例演变为“白肺”样改变，可合并胸腔积液。

答案2：我国《传染病防治法》将H5N1亚型人禽流感列为乙类传染病，但实行甲类管理，一旦发生疫情，采取甲类传染病的预防控制措施。因此，医生要在2个小时内上报疫情，医生和护士要穿防护服；院方要及时封锁医院，立即派专业人员按疫情处理，赴现场开展调查，核实疫情。

答案3：人禽流感病例的诊断需要结合病例的流行病学史、临床表现和实验室检测，综合进行判断。流行病学史是诊断的重要条件，但不是必要条件。确诊病例需要严格的病毒学或血清学检测证据，尤其是恢复期血清抗体滴度比急性期血清高4倍或以上的证据。为早期、及时发现人禽流感病例，医务人员应详细询问患者的流行病学史，根据流行病学史和临床表现可做出人禽流感疑似病例诊断。

答案4：传播途径主要经呼吸道传播，也可通过密切接触感染的禽类及其分泌物、排泄物、受病毒污染的物品和水，以及实验室直接接触病毒毒株被感染。目前尚无人与人之间传播的确凿证据，但出现了一些聚集性发生的病例。

【实践案例分析二】

答案1：传染病疫情现场流行病学调查的主要目的包括：调查病例的传染源，追踪和判定密切接触者；调查病例发病和就诊情况、临床特征和危险因素等；调查分析聚集性疫情的传播特征和传播链等。

答案2：传染病疫情现场流行病学调查主要内容包括病例基本信息、感染来源调查、追踪判定密切接触者、污染范围调查等方面。

答案3：疾病的时间分布特征与变化规律可以从短期波动、季节性、周期性、长期趋势等几个方面进行归纳与描述。

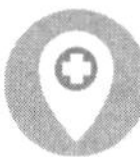

答案4：疾病的分布特征与一定地域空间的自然环境、社会环境等多种因素密切相关，可以通过描述疾病在不同国家间的分布、疾病在同一国家内不同地区的分布、疾病的城乡分布、疾病的地区聚集性以及地方性疾病的描述来反映其空间分布特征。

答案5：人群的一些固有特征或社会特征可构成疾病或健康状态的人群特征，这些特征包括年龄、性别、职业、种族和民族、婚姻与家庭、行为生活方式、宗教信仰、人口流动等。研究这些相关特征，有助于探讨疾病或健康状态的影响因素或流行特征。

答案6：病死率是指一定时期内因某病死亡者占该病病人的比例，表示某病病人因该病死亡的危险性。病死率表示确诊某病者的死亡概率，它可反映疾病的严重程度，也可反映医疗水平和诊治能力，常用于急性传染病，也可用于慢性病。一种疾病的病死率受疾病严重程度、诊断及治疗水平和病原体毒力的影响，随医疗水平、病因、环境和宿主等因素的变化而变化。用病死率来评价不同医院的医疗水平时要注意医院间的可比性。值得注意的是，病死率与死亡率不同，死亡率计算时分母为平均人口数，包括所研究疾病的病人和非病人，而病死率的计算只与所研究疾病的病人有关。使用病死率、死亡率及发病率可从不同侧面把握疾病的特征，正确分析发病与死亡的关系。

答案7：暴露（exposure）是指研究对象接触过某种待研究的物质（如重金属）或具有某种待研究的特征（如年龄、性别及遗传性状等）或行为（如吸烟），同时，暴露一定是本研究需要探讨的因素，是与特定的研究目的密切相关的。如在甲研究中的暴露（吸烟在吸烟与肺癌关系的研究中是暴露）在乙研究中可能就不是暴露（吸烟在酒精与慢性肝病关系的研究中就不是暴露）。暴露可以是有害的，也可以是有益的。

答案8：对于任何一种传染病的预防，均强调控制传染源、切断传播途径、保护易感人群。对于防控禽流感，首先，需要控制禽流感的传染源，主要是控制禽类，需要做好禽类之间的流感监测。一旦发现流感，需及时进行控制。其次，需要切断禽流感的传播途径。禽流感属于一种呼吸道传播的疾病，主要通过和禽类或感染病例密切接触传播。预防禽流感，需要避免去高危场所（如活禽交易市场）；贩卖、加工、运输禽类的高危人群，要戴口罩、勤洗手，加强环境通风，降低空气中的病毒量。禽流感的易感人群，主要是一些经常接触禽类的高危人员。目前还没有针对禽流感的特效疫苗，预防禽流感需要养成良好的个人生活行为习惯，从而降低感染机会。如有禽流感疫情风险，需减少人员聚集机会，以免造成聚集性疫情的暴发。

参考文献

[1] 杨一博，刘民. 人感染 H5N1 型高致病性禽流感的临床特征分析［J］. 疾病监测，2011，26（4）：328－333.

[2] 秦彦珉，谢旭，梅树江，等. 深圳市一起人感染高致病性禽流感病例的流行病学调查［J］. 热带医学杂志，2012，12（12）：1524－1526.

[3] 向妮娟，周蕾，怀扬，等. 2005—2009 年中国人禽流感（H5N1）病例流行病学特征分析［J］. 实用预防医学，2010，17（6）：1070－1073.

（曹文婷）

实践十一　疟　疾

目　的

通过案例分析掌握疟疾疫情的基本流行病学特征和处理步骤，并掌握开展病例调查设计要点及注意事项。

知识点

（1）疟疾是经按蚊叮咬或输入带疟原虫者的血液而感染疟原虫所引起的虫媒传染病。寄生于人体的疟原虫共有四种，即间日疟原虫、三日疟原虫、恶性疟原虫和卵形疟原虫。在我国主要是间日疟原虫和恶性疟原虫，其他两种少见，近年偶见国外输入病例。本病主要表现为周期性规律发作，全身发冷、发热、多汗，长期多次发作后，可引起贫血和脾肿大。

（2）典型的疟疾多呈周期性发作，表现为间歇性寒热发作。一般在发作时先有明显的寒战，全身发抖，面色苍白，口唇发绀，寒战持续 10 分钟至 2 小时，接着体温迅速上升，常达 40 ℃或更高，面色潮红，皮肤干热，烦躁不安，高热持续约 2 ～ 6 小时后，全身大汗淋漓，大汗后体温降至正常或正常以下。经过一段间歇期后，又开始重复上述间歇性定时寒战、高热发作。并伴随多个重要脏器及系统如中枢系统、血液系统、消化系统、呼吸系统和肾脏系统受损。

（3）疟疾广泛流行于世界各地，据世界卫生组织统计，2021 年，全球疟疾病例总数为 2.47 亿，全球疟疾死亡病例为 61.9 万例。新中国成立前，疟疾连年流行，尤其是南方，由于流行猖獗，病死率很高。新中国成立后，全国建立了疟疾防治机构，广泛开展了疟疾的防治和科研工作，疟疾的发病率已显著下降。目前我国已基本消除本土疟疾。

实践案例分析一

2014 年 1 月 30 日上午，某患者出现呕吐、腹泻等症状，到宝应县中医院接受针灸治疗后，症状有所缓解；2 月 1 日上午，患者又出现发冷、高热、出汗等症状，到离家较近的个体诊所就诊，具体诊断不明，给予退热治疗后，发热有所缓解；2 日下午再度发热，体温高达 40 ℃，又到宝应县人民医院就诊，没有明确诊断，继续给予退热治疗，但未住院，开了 3 天抗感染等退热药物，具体药物不详；2 月 5 日上午患者病情加重，再到宝应县人民医院就诊，镜检结果显示疟原虫阴性。2 月 5 日 20 时，以血小板减少、发热待查转入淮安市第一人民医院血液科住院，6 日上午采血查找疟原虫，6 日 17 时实验室报告疟原虫阳性。市一院立即报告淮阴区疾控中心，同时申请市四院专家会诊。接到疫情后，淮阴区疾控中心立即派人并携带抗疟药品到现场，并电话报告淮安市疾控中心，经淮安市疾控中心血片复核确诊为恶性疟，淮安市疾控中心电话报告江苏省寄生虫病防治研究所疟疾专家，专家要求立即给予患者静脉注射青蒿琥酯抗疟治疗。2 月 7 日 8 时，患者症状进一步加重，病情凶险，市一院组织专家再次会诊，市、区两级疾控中心疟防专家又到市一院现场了解情况，建议在抗疟治疗的同时，针对病人具体情况以及不定时的生化检查结果进行肾透析等综合措施抢救病人。2 月 7 日 15 时，患者病情加重转至 ICU 病房抢救。2 月 8—10 日患者病情有所好转，市一院检查肝、肾功能指标逐渐恢复，体温 38.5 ℃左右。2 月 11 日患者病情突然恶化，出现肺部感染、呼吸窘迫综合征等症状。2 月 12 日 6 时，患者进一步恶化，经市一院全力抢救无效，于 2 月 12 日 11 时左右并发多器官衰竭而死亡（12 日送检血液样本仍然能查见恶性疟原虫，但密度明显降低）。

同期出现病例 2 入院被确诊为恶性疟后，按照恶性疟治疗方案，给予静脉注射青蒿琥酯 120 mg、第 2、3 针间隔 12 小时再行静脉注射各 120 mg、第 3 针以后改为每间隔 24h 静脉注射一次（剂量不变），在给予抗疟治疗同时进行抗感染、纠正水电解质酸碱平衡紊乱、输血小板、人血白蛋白等支持和对症处理，患者病情恶化引起颅内压增高时还予呋塞米、甘露醇、高渗糖水脱水降颅内压，经过各种抢救措施后，患者病情持续恶化，出现肺部感染、呼吸窘迫综合征等并发多器官衰竭，终因抢救无效而死亡。

请回答以下问题：

问题 1： 疟疾是否是我国法定报告传染病？如是，属于哪类传染病？

问题 2： 疟疾患者的临床表现有哪些？

问题 3： 疑似疟疾感染者应该做哪些辅助性检查？

问题 4： 疟疾临床治疗方法有哪些？

问题 5： 疟疾的传染源、传播途径和易感人群分别是什么？

实践案例分析二

一、资料来源

利用我国疾病监测信息报告管理系统按发病日期收集 2007—2014 年的疟疾个案数据（临床和实验室诊断病例）和人口学数据，从寄生虫病防治信息管理系统中收集 2011—2014 年疟疾病例的流行病学调查数据（含输入病例和本地病例等信息）。本研究不包括中国香港、澳门、台湾以及外籍病例。

二、疟疾病例的诊断标准和报告要求

各级各类医疗机构发现疟疾病例后，依据卫生行业标准（WS 259－2006）进行疟疾病例的诊断和分类。疟疾为乙类法定传染病，按照卫生部下发的《传染病信息报告管理规范》进行网络直报，依据《中国消除疟疾行动计划（2010—2020）》和《消除疟疾技术方案（2011 年版）》要求，自 2011 年起我国将疟疾个案流行病学调查数据报告至寄生虫病防治信息管理系统。

三、疫情概况

2007—2014 年，全国共报告疟疾病例 108076 例，其中实验室诊断病例 73161 例（67.7%），临床诊断病例 34915 例（32.3%）。控制阶段（2007—2010 年）平均每年报告病例 23680 例，消除阶段（2011—2014 年）平均每年报告病例 3389 例。2007—2013 年报告病例中，恶性疟的构成比呈逐年上升趋势，2014 年下降约 63.1%。控制阶段（2007—2010 年）的病原构成以间日疟为主，消除阶段（2011—2014 年）以恶性疟为主。从控制阶段至消除阶段，其他（含未分型和三日疟、卵形疟）病例的构成比显著下降，由 15.2% 下降至 5.4%。2011—2014 年，输入病例的构成比呈逐年上升趋势，由 63.6% 上升至 97.7%。

四、性别与年龄总体特征

（1）性别分布：所有报告病例中，男性占 68.3%，女性占 31.7%。2007—2013 年男性病例的比例呈显著上升趋势，2014 年约下降 95.4%；消除阶段男性病例构成比（91.4%，12209 例）高于控制阶段（65.1%，61625 例）。

（2）年龄分布：病例总体年龄［P50（P25 ～ P75）］为 37（23 ～ 51）岁，控制阶段为 37（21 ～ 53）岁，消除阶段增加至 38（29 ～ 45）岁。控制阶段疟疾病例以 15 ～ 44 岁年龄组和 45 ～ 64 岁年龄组为主，其次为 0 ～ 14 岁年龄组，≥65 岁年龄组则占比例最低；消除阶段 15 ～ 44 岁年龄组所占比例大幅上升，而 0 ～ 14 岁年龄组和≥65 岁年龄组病例的构成比则呈现出大幅的下降。

（3）年龄和性别组合分布：消除阶段，男性病例中 15 ～ 44 岁年龄组和 45 ～ 64 岁年龄组人群比例大幅升高，比控制阶段分别增加 19.6% 和 3.3%，15 ～ 64 岁人群比例由控制阶段的 74.3%（45793 例）上升至 97.2%（11870 例）；女性病例也以 15 ～ 44 岁年龄组和 45 ～ 64 岁年龄组为主，15 ～ 44 岁年龄组病例比例比控制阶段增加了 19.7%，而 45 ～64 岁年龄组则比控制阶段降低了 0.4%。

五、恶性疟、间日疟病例的人口学特征

2007—2014 年共报告恶性疟病例 12444 例，间日疟 80482 例。消除阶段，恶性疟病例的男性比例（96.4%，7179 例）、15 ～ 64 岁年龄组人群比例（99.4%，7399 例）均高于间日疟病例［分别为 83.9%（4344 例）和 90.3%（4679 例）］。消除阶段，恶性疟病例中，男性比例比控制阶段增加了 11.0%；间日疟病例中，男性比例比控制阶段增加了 24.4%。与控制阶段相比，消除阶段两类病例中 14 岁以下儿童和 65 岁以上老人的比例均有所下降，恶性疟病例中，45 ～ 64 岁年龄组人群增加了 41.2%，间日疟病例中，15 ～ 44 岁年龄组人群增加了 28.9%。

六、本地病例和输入病例的人口学特征

2011—2014 年报告病例中，输入病例占 85.8%，本地病例占 14.2%。输入病例中，男性比例高于本地病例。输入病例以 15 ～ 44 岁和 45 ～ 64 岁年龄组为主，共占 99.3%，

而0～14岁儿童和65岁以上老人所占比例极低，分别为0.5%和0.3%。本地病例中，15～64岁的青壮年占74.5%，而0～14岁儿童和65岁以上老人则分别占11.5%和14.0%[3]。

七、本地病例的人口流动特点

2011—2014年，本地病例中，流动人口占15.9%，呈逐年上升趋势，由2011年的13.5%上升至2014年的28.4%。流动人口病例中，男性比例高于本地病例；年龄构成以15～64岁年龄组人群为主（85.7%），0～14岁儿童占9.6%，≥65岁年龄组人群占4.7%，低于本地病例（15.8%）。2011—2014年本地病例数90例以上的省份（云南、安徽、河南、湖北和贵州）当地病例所占比例较高（84.7%～95.7%），其余省份本地病例低于90例，且流动人口平均病例比例为44.4%（9.1%～100%）。

八、病例的职业构成变化趋势和比较

2007—2014年所有报告病例中，职业构成比居前五位的是农民、儿童和学生（含学生、散居儿童和托幼儿童）、民工、工人以及家政家务待业人员。控制阶段，疟疾病例以农民、儿童和学生为主，消除阶段病例以农民、民工、工人为主。从控制阶段至消除阶段，儿童和学生构成比下降幅度最大，由17.8%下降至2.7%；而民工、工人、其他职业所占比例增长较大，分别由8.5%、3.5%和3.6%增至13.1%、11.5%和11.4%。

请回答以下问题：

问题1：根据上述信息判断该研究属于哪种公共卫生实践活动，其基本定义是什么？

问题2：请简要论述疟疾的流行病学特征。

问题3：简要说明疟疾的病原体是什么。我国曾经主要的流行种类有哪些？

问题4：针对疟疾，应积极采取哪些预防性措施？

问题5：你认为和疟疾病人同住会感染疟疾吗？

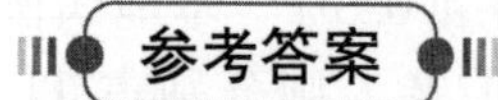

参考答案

【实践案例分析一】

答案1：疟疾属于我国法定乙类传染病。

答案2：表现为间歇性寒热发作。一般在发作时先有明显的寒战，全身发抖，面色苍白，口唇发绀，寒战持续10分钟至2小时，接着体温迅速上升，常达40 ℃或更高，面色潮红，皮肤干热，烦躁不安，高热持续2～6小时后，全身大汗淋漓，大汗后体温降至正常或正常以下。经过一段间歇期后，又开始重复上述间歇性定时寒战、高热发作。

答案3：病原学检查：采用血膜染色镜检法，在患者外周血中检出疟原虫是疟疾确诊的金标准。循环抗原检测：利用血清学方法检测疟原虫抗原，快速试剂盒可在2～15分钟得到结果。循环抗体检测：迄今为止所有实际应用的疟疾血清学试验仍是基于疟原虫无性期抗体的检测。疟原虫抗体在感染后2～3周出现，4～8周达到高峰。分子生物学检测：采用PCR技术可检测外周血中的疟原虫抗原基因片段。核酸探针检测：具有独特的高特异性，敏感性可高于镜检，可在短时间内成批处理大量样本，已被认为可以定量及估算疟原虫血症水平，是疟疾流行病学调查及评价抗疟措施效果的很有潜力的诊断工具。

答案4：出现脑水肿与昏迷者，应及时给予脱水治疗（多见于脑型疟）；监测血糖以及时发现和纠正低血糖；高热者可加对乙酰氨基酚、布洛芬等解热镇痛药治疗，加快退热速度。超高热患者可短期应用肾上腺皮质激素；应用低分子右旋糖酐，有利于改善微血管堵塞；或加用血管扩张剂治疗，可提高脑型疟疾患者的疗效。

答案5：疟疾是一种由疟原虫感染引起的寄生虫病，属于传染性疾病。其主要传染源是疟疾病人和带虫者。该病一般通过雌性按蚊叮咬人体进行传播，还可以通过输入受疟原虫感染的血液传播，孕妇带虫或患疟时，疟原虫可通过有损伤的胎盘进入胎儿，或在围产期通过羊水、产道损伤进入有损伤的胎儿体内，引起早产、流产、死产或新生儿疟疾。

易感人群：人体对各种人类疟原虫普遍易感，高疟区初生儿可自母体经胎盘获得抗体IgG，3个月后抗体消失而易感，两岁以内发病率最高，此后由于自然感染后免疫力增强，故感染轻，发病少；一般高疟区25岁以上的居民，对疟疾有一定的免疫力。

【实践案例分析二】

答案1：该研究属于公共卫生监测（public health surveillance）范畴，它是公共卫生实践的重要组成部分，监测内容一般包括疾病（传染病、慢性非传染性疾病、伤害）、死因、行为危险因素、环境因素、预防接种不良反应及药物不良反应等。公共卫生监测是指长期、连续、系统地收集人群中有关公共卫生问题的资料，经过科学分析和解释后获得重要的公共卫生信息，并及时反馈给需要这些信息的人或机构，用以指导制定、完善和评价公共卫生干预措施与策略的过程。其目的是为决策者提供决策依据，并评价决策效果。简单地说，公共卫生监测就是长期、连续、系统地收集、分析、解释、反馈及利用公共卫生信息的过程。

答案2：疟疾的传染源是疟原虫的携带者。疟疾通过蚊子或血液传播，易发生于孕妇、儿童、去过高疟区以及没有患过疟疾的人群；高发于夏秋季节；全球每年新发疟疾为1.4亿～2.9亿例，病死21万～63万例，疟疾流行区依然主要分布在非洲、东南亚、东地中海、西太平洋地区和美洲地区等，其中撒哈拉沙漠以南的非洲地区疟疾发病率最高。

答案3：疟疾的病原体是疟原虫，可感染人类的疟原虫有四种，分别是间日疟原虫、恶性疟原虫、三日疟原虫和卵形疟原虫，间日疟及卵形疟可复发，恶性疟可引起脑型疟等凶险发作。我国主要流行的种类是间日疟原虫和恶性疟原虫。

答案4：预防疟疾的手段主要是切断传播途径，保护易感人群。由于疟疾主要是通过按蚊传播，因此，大力开展灭蚊是控制疟疾传播的最有效手段。而保护易感人群主要通过药物来预防，但不提倡大规模服药。如果进入疟疾高发区，可以进行药物预防，主要的预防药物为氯喹。预防措施主要包括：

（1）控制传染源。及早发现疟疾患者，正确而及时登记所有病人，并对每个病人进行彻底治疗，可防止疟疾的传播。对疟疾患者除进行抗疟治疗外，还应于第二年春季给予抗复发治疗。

（2）消灭蚊虫。这是防疟综合性措施中的主要环节。灭蚊先除幼蚊，最有效的措施是消灭按蚊滋生场所，如倒缸、盖罐、填平坑塘、消灭积水等。农村中稻田可考虑间歇灌溉等。此外，应用化学药物杀灭幼虫和成蚊也很重要。常用的有效杀虫药有 DDT、六六六、敌百虫及新药蚊蝇净、敌杀死等。

（3）个人防护。广泛使用蚊帐，穿长袖、长裤，暴露部位可擦驱蚊膏或防蚊水，避免蚊虫叮咬；夜晚工作时可在衣服上喷 20% 的甲酚皂溶液或应用蚊香。

（4）加强管理。加强基本消灭疟疾地区的后期监测与流动人口管理。从疫区回来的人，如有发热、发冷、打寒战、呕吐等症状，要及时确诊，并规范治疗。

（5）药物预防。乙胺嘧啶能杀灭宿主肝细胞内各种疟原虫的裂殖体，为较好的预防药。口服吸收完全，排泄较慢，作用持久。口服 25 mg 可维持效力 1 周以上。它对红细胞内未成熟的裂殖体有抑制作用，但对已成熟的裂殖体无效，故控制发作的效果较慢。含有乙胺嘧啶的血液被按蚊吸入后，可以通过抑制各种疟原虫配子体在蚊体内的生长发育而有效控制传播。其不良反应有头晕、恶心、呕吐等。此外，氯喹或甲氟喹也可用于预防服药。孕妇、儿童宜服用氯喹作药物预防。

答案5：疟疾是一种通过按蚊传播的寄生虫病，在蚊虫活动季节容易传播。按蚊叮咬患者吸血后再叮咬健康人就可能传播疟疾，但只要病人及时治疗，使用防蚊设施，与疟疾病人同住的健康人是不会得上疟疾的。

参考文献

［1］邹洋，冯曼玲，王非，等. 150 例疟疾患者救治临床分析［J］. 传染病信息，2012，25（1）：26 –28.

［2］贾从英，杨文洲，王伟明，等. 淮安市 2 例疟疾病例死亡案例分析［J］. 中国热带医学，2018，18（7）：675 –677.

［3］孙军玲，赖圣杰，张子科，等. 中国疟疾控制与消除阶段疟疾病例人群特征比较［J］. 中华预防医学杂志，2016，50（4）：296 –301.

［4］史永超. 疟疾介绍［J］. 科技导报，2015，33（20）：120 –122.

（曹文婷）

实践十二　新发突发传染病调查分析

目　的

通过案例分析，掌握疾病的频率指标计算、流行病学三间分布特征，熟悉横断面研究方法的应用步骤，了解流行病学研究方法的基本种类、概念及应用，并根据案例中新发突发传染病疫情流行病学的分布特征加强指导疫情防控的实际应用。

知识点

横断面研究（cross-sectional study），抽样方法（sampling methods），患病率（prevalence rate），感染率（prevalence of infection），发病率（incidence rate），死亡率（mortality rate），病死率（case fatality rate），病死密度（case fatality density），疾病分布（distribution of disease），潜伏期（incubation period），基本再生数（R_0）。

实践案例分析

2020 年 1 月，湖北武汉发生不明原因的肺炎病例，全国各级疾病预防控制机构联合开展该疫情的流行病学调查。每个病例个案信息都由当地医院和疾病预防控制中心人员输入传染病信息系统。对截至 2020 年 2 月 11 日报告的所有病例数据进行流行病学特征描述和分析，在分析过程中将所有病例的个人身份可识别信息去除，以保护个人隐私。本研究属于疫情突发处理有关信息的数据分析，经过国家 CDC 伦理审查委员会审议批准。最后参考 STROBE 指南（加强观察性流行病学研究报告声明）进行报告。

请回答以下问题：

问题 1：流行病学研究方法有哪些？各种研究方法的主要作用是什么？

问题 2：流行病学研究中，观察性研究包括哪些？观察性研究有什么特点？与其他研究方法有什么区别？

问题 3：STROBE 指南全称是什么？该指南总共包含多少条目？有什么作用？

问题 4：影响横断面调查样本量计算的因素有哪些？

问题 5：当计算好样本量之后，横断面调查如何进行抽样？有哪些抽样方法？各自有什么特点？

收集的数据信息有患者人口学特征、诊断时间、流行病学调查时间和填报到传染病信息系统的时间。如果患者在医疗机构中工作，不论任何形式都将其职业变量分类为医务人员（即该类别不仅包括医生和护士）；如果患者最近在该地居住或旅游过，或与曾到过该

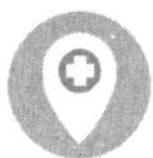

地的人有密切接触，则将其归类为与该地有关的暴露。合并症条件变量是根据患者在流行病学调查中的自我报告病史，并未使用所有病例的病历资料进行验证。症状程度分为轻度、严重或危重：轻度包括非肺炎症状和轻度肺炎症状；严重是指呼吸困难，且呼吸频率≥30 次/分，血氧饱和度≤93%，PaO_2/FiO_2 比值 <300，和/或在 24 ～ 48 小时内肺部浸润 >50%；危重是指表现为呼吸衰竭，败血性休克和/或多器官功能障碍/衰竭的病例。由于在传染病信息系统中创建记录时，与该地相关的暴露、合并症和病例严重性等变量不属于必填项，因此，部分病例的信息中缺少这些变量的数据。

采用描述性统计分析确诊病例的人口学和临床特征。绘制确诊病例年龄分布图，计算性别比、粗病死率、病死率密度等指标。利用确诊的每个病例所处的县级位置绘制彩色地图。根据发病日期制作各省报告病例数分布图。使用 2020 年 1 月 20 日至 3 月 1 日每日新增病例数绘制疫情流行曲线。

截至 2020 年 2 月 11 日，全国 31 个省份的 1386 个县区共报告 72314 例，其中确诊病例 44672 例（61.8%），疑似病例为 16186 例（22.4%），临床诊断病例 10567 例（14.6%），无症状感染者 889 例（1.2%）。确诊病例死亡情况见表 12－1。

表 12－1　新发突发不明原因肺炎病例死亡情况

基本特征		确诊病例（%）	死亡病例（%）	粗病死率（%）	观察人天	病死率密度（/10 人天）
合计		44672	1023		6610609	
年龄组（岁）	0 ～ 9	416（0.9）	—		4383	—
	10 ～ 19	549（1.2）	1（0.1）		6625	
	20 ～ 29	3619（8.1）	7（0.7）		53953	
	30 ～ 39	7600（17.0）	18（1.8）		114550	
	40 ～ 49	8571（19.2）	38（3.7）		128448	
	50 ～ 59	10008（22.4）	130（12.7）		151059	
	60 ～ 69	8583（19.2）	309（30.2）		128088	
	70 ～ 79	3918（8.8）	312（30.5）		55832	
	≥80	1408（3.2）	208（20.3）		18671	
性别	男	22981（51.4）	653（63.8）		342063	
	女	21694（48.6）	370（36.2）		319546	

续表 12－1

基本特征		确诊病例（%）	死亡病例（%）	粗病死率（%）	观察人天	病死率密度（/10 人天）
职业	服务业	3349（7.7）	23（2.2）		54484	
	农民/工人	9811（22.0）	139（13.6）		137992	
	医务人员	1716（3.8）	5（0.5）		28069	
	退休人员	9193（20.6）	472（46.1）		137118	
	其他	20503（45.9）	384（37.5）		303946	
省份	湖北	33367（74.7）	979（95.7）		496523	
	其他	11305（25.3）	44（4.3）		165086	
该地暴露史[a]	有	31974（85.8）	853（92.8）		486612	
	无	5295（14.2）	66（7.2）		71201	
	缺失	7403	104		103796	
合并基础性疾病[b]	高血压	2683（12.8）	161（39.7）		42603	
	糖尿病	1102（5.3）	80（19.7）		17940	
	心血管疾病	873（4.2）	92（22.7）		13533	
	呼吸道传染病	511（2.4）	32（7.9）		8083	
	癌症	107（0.5）	6（1.5）		1690	
	无	15536（74.0）	133（32.8）		242948	
	缺失	23690（53.0）	617（60.3）		331843	
严重程度[c]	轻/中	36160（80.9）	—	—	—	—
	重	6168（13.8）	—	—	—	—
	危重	2087（4.7）	1023（100）		31456	
	缺失	257（0.6）	—	—	—	—

注：[a] 该地暴露史仅统计了 37269 名有该变量的病例；[b] 合并基础性疾病仅统计了报告了基础性疾病的 20982 例；[c] 严重程度仅统计了报告严重程度的 44415 例病例。

请回答以下问题：

问题 6：流行病学研究中，描述疾病分布的频率指标有哪些？如何计算？

问题 7：什么是粗病死率和病死率密度？如何计算？二者有何区别与联系？

问题 8：什么是观察人时数？本案例中的观察人时数是如何计算的？一般在哪些流行病学研究方法中需要计算人时数？

问题 9：请完善表 12－1 中粗病死率和病死率密度的计算，并分析各指标的实际含义，以及在此次新发突发不明原因肺炎疫情防控中有哪些实际指导意义？

患者年龄集中在 30～79 岁，60 岁以上的老年组病例数占比，该地为 44.1%，该省为 35.1%，全国为 31.2%。确诊病例中，男女比例该地为 0.99∶1，该省为 1.04∶1，全国为 1.06∶1。

请回答以下问题：

问题 10： 率、比、构成比各类描述疾病信息的指标有何含义？如何计算？

问题 11： 流行病学研究中，从哪些维度描述疾病的分布？疾病的分布简称什么？

问题 12： 根据上述信息，请对此次疫情进行描述，该描述主要属于哪个分布的描述？该维度还可以展开哪些方面的信息分析？

2020 年 1 月 19 日，国家卫生健康委员会确认另一省首例输入性感染的不明原因肺炎确诊病例，这是我国内地首例在原发地以外省份报告的确诊病例。1 月 22 日，全国共有 23 个省份的 83 个县区相继报告了 301 例确诊病例。截至 1 月 30 日，全国除原发地外，30 个省两周内都报告发现了疫情。

根据 2020 年 1 月 20 日至 3 月 1 日新增确诊病例数绘制流行曲线（图 12－1），2 月 1—7 日为第一个流行峰，在 2 月 12 日出现单日确诊病例的异常高值，然后逐渐下降。

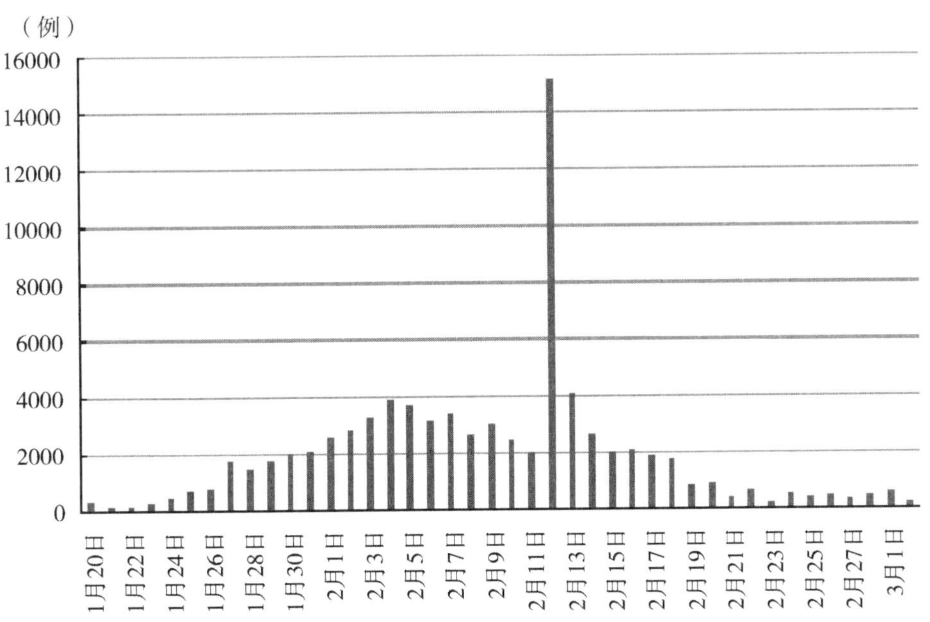

图 12－1　2020 年 1 月 20 日—3 月 1 日新发突发不明原因肺炎确诊病例流行曲线

请回答以下问题：

问题 13： 根据上述信息总结截至 2020 年 2 月 11 日疫情的空间分布特征。

问题 14： 根据上述信息总结截至 2020 年 3 月 1 日疫情的时间分布特征。

问题 15： 结合上述疫情的时间和空间分布特征，请判断此次疫情的流行强度是什么？判断依据是什么？

问题 16：疾病的流行强度分为哪些级别？各自有什么特征？如何区分和判别？

自 2020 年 1 月至 2 月 10 日，新发突发不明原因肺炎疫情经历了局部暴发、社区传播和大范围传播三个阶段。对流行初期 425 例肺炎患者（报告时间截至 1 月 22 日）的回顾性研究表明，平均潜伏期为 5.2 天（95% *CI*：4.1 ～ 7.0），P_{95} 为 12.5 天；在早期阶段，流行加倍时间为 7.4 天，即感染人数每 7.4 天增加一倍，平均连续间隔（由一人传至另一人的平均间隔时间）为 7.5 天（95% *CI*：5.3 ～ 19），基本再生数（R_0）估计为 2.2（95% *CI*：1.4 ～ 3.9），即每例患者平均将感染传给 2.2 人。通常随着防控措施的实施，R_0 也会发生变化，当时已有第四代传播病例报道，表明该肺炎病毒能够实现持续的人际传播。

请回答以下问题：

问题 17：什么是传染病的潜伏期？有何作用？根据此次疫情的潜伏期，应如何指导疫情的实际防控？

问题 18：什么是传染病的基本再生数（R_0）？根据 R_0 的数值大小，应如何指导传染病的疫情防控？

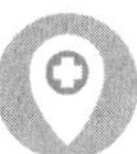

参考答案

答案1：流行病学研究方法按照设计类型主要分为：①描述流行病学（如现况研究、监测、生态学研究等），其作用主要是描述疾病或健康状态的分布，起到揭示现象、为病因研究提供线索的作用，即提出假设。②分析流行病学（包括病例对照研究、队列研究），其作用主要是检验或验证科研的假设。③实验流行病学（包括临床试验、个体试验、社区试验等），其主要作用是用于证实或确证假设。④理论流行病学。

答案2：流行病学观察研究包括描述性流行病学研究和分析性流行病学研究。观察研究的研究因素不是人为施加的，研究者客观地收集人群相关暴露和疾病的资料，评价暴露与疾病的联系。根据研究开始时是否设立对照分为描述性研究和分析性研究，描述性研究的资料可以提供有关疾病病因的线索，提出一系列与疾病病因有关的问题，即提出和形成病因假说。分析性研究的任务主要是检验描述性流行病学提出的假说，回答描述流行病学提出的问题，找出与疾病发病有关的危险因素，即检验病因假说。

答案3：STROBE 指南全称叫作《加强观察性流行病学研究报告声明》，共有 22 个条目，其中 18 个条目适用于所有三种主要的观察性研究设计，其余 4 个条目则专门用于队列、病例对照或横断面设计。STROBE 指南旨在帮助作者撰写观察性研究报告、协助编辑和同行评审人决定该论文可否发表、帮助读者严格评价已发表的论文。

答案4：决定横断面研究样本量大小的因素来自多方面，主要包括：预期现患率（p），p 越小，样本量越大；对调查结果精确性的要求，即容许误差（d）越大，所需样本量就越小；要求的显著性水平（α），α 越小，即显著性水平要求越高，样本量越大。

答案5：横断面研究中抽样可分为非随机抽样和随机抽样，前者如典型抽样，随机抽样需遵循随机化原则，即保证总体中每一个对象都有已知的、非零的概率被选为研究对象，以保证样本的代表性。随机抽样的方法有：①单纯随机抽样，是最简单最基本的抽样方法。②系统抽样，该方法可以在不知道总体单位数的情况下进行抽样，在现场人群中较易进行；样本分布比较均匀，代表性较好；但是假如总体各单位的分布有周期性趋势，而抽取的间隔恰好与此周期或其倍数吻合，则可能使样本产生偏差。③分层抽样，组织管理方便而且能保证总体中每一层都有个体被抽到，既可以估计总体参数值又可以估计各层内的情况，常被采用。④整群抽样，易于组织、实施方便，可以节省人力、物力，群间差异越小，抽取的群越多，则精确度越高，但该研究抽样误差较大。⑤多阶段抽样，在抽样过程中分阶段进行，每个阶段采用不同的抽样方法，常在大型流行病学调查中使用。

答案6：流行病学中常用的描述疾病分布的频率指标主要包括：发病率、时点患病率、其间患病率、死亡率、病死率等，计算公式如下所示：

$$\text{发病率}=\frac{\text{一定时期内某人群中某病新病例数}}{\text{同期该人群暴露人口数}}\times K$$

$$\text{时点患病率}=\frac{\text{某一时点某人群中某病新旧病例数}}{\text{该时点人口数}}\times K$$

$$\text{其间患病率}=\frac{\text{某观察其间某人群中某病的新旧病例数}}{\text{同期的平均人口数}}\times K$$

$$死亡率 = \frac{某人群某年总死亡人数}{该人群同年平均人口数} \times K$$

$$病死率 = \frac{某时期内因某病死亡人数}{同期某病的病人数} \times 100\%$$

$K = 100\%$，$1000‰$，…

答案7：病死率即为粗病死率，表示一定时期内因某病死亡者占该病病人的比例，表示某病病人因该病死亡的危险性。病死率表示确诊某病病人的死亡概率，它可以反映疾病的严重程度，也可以反映医疗水平和诊治能力，常用于传染病，也可用于慢性病。计算公式为：

$$病死率 = \frac{某时期内因某病死亡人数}{同期某病的病人数} \times 100\%$$

病死率密度，以观察总人时数为单位计算的病死率，用人时为单位计算出来的率带有瞬时频率性质，则称为病死率密度。

病死率密度 = 观察期内因某病死亡总人数/观察该病患者总人时数

二者均是反映因病死亡的概率，可以反映疾病的严重程度，计算的分子都是因某病死亡的人数，但是分母不同，粗病死率反映总体病死风险，适合于总体较稳定的病人群体，病死率密度反映的是速率，适合于动态变化的病人群体。

答案8：观察人时数即观察人数与观察时间的乘积，常用的人时单位是人年，如10个研究对象被观察1年或者1个研究对象被观察10年，其观察人时数都为10人年。本案例中，人时单位为天，是观察病例人数与观察天数的乘积。一般在前瞻性随访研究中需要计算总人时数。

答案9：在44672例确诊病例中，共有1023例死亡，粗病死率为2.3%，病死率密度为0.015/10人天，即平均每个患者观察10天的死亡风险为0.015。在≥80岁年龄组的粗病死率最高，为14.8%。男性的粗病死率为2.8%，女性为1.7%。按职业划分，退休人员的粗病死率最高，为5.1%。该省的粗病死率（2.9%）则高出其他省份（0.4%）7.3倍。未报告合并症患者的粗病死率约为0.9%，有合并症患者的病死率则高得多，心血管疾病患者为10.5%，糖尿病为7.3%，慢性呼吸道疾病为6.3%，高血压病为6.0%，癌症为5.6%。重症病例占13.8%，危重病例占4.7%。危重病例的粗病死率为49%，病死率密度为0.325，即平均每个危重病例观察10天的死亡风险为0.325。

表12-2　新发突发不明原因肺炎病例死亡情况

基本特征	确认病例（%）	死亡病例（%）	粗病死率（%）	观察人天	病死率密度（/10人天）
合计	44672	1023	2.3	6610609	0.015

续表 12－2

基本特征		确认病例（%）	死亡病例（%）	粗病死率（%）	观察人天	病死率密度（/10 人天）
年龄组（岁）	0～9	416（0.9）	—		4383	—
	10～19	549（1.2）	1（0.1）	0.2	6625	0.002
	20～29	3619（8.1）	7（0.7）	0.2	53953	0.001
	30～39	7600（17.0）	18（1.8）	0.2	114550	0.002
	40～49	8571（19.2）	38（3.7）	0.4	128448	0.003
	50～59	10008（22.4）	130（12.7）	1.3	151059	0.009
	60～69	8583（19.2）	309（30.2）	3.6	128088	0.024
	70～79	3918（8.8）	312（30.5）	8.0	55832	0.056
	≥80	1408（3.2）	208（20.3）	14.8	18671	0.111
性别	男	22981（51.4）	653（63.8）	2.8	342063	0.019
	女	21694（48.6）	370（36.2）	1.7	319546	0.012
职业	服务业	3349（7.7）	23（2.2）	0.7	54484	0.004
	农民/工人	9811（22.0）	139（13.6）	1.4	137992	0.010
	医务人员	1716（3.8）	5（0.5）	0.3	28069	0.002
	退休人员	9193（20.6）	472（46.1）	5.1	137118	0.034
	其他	20503（45.9）	384（37.5）	1.9	303946	0.013
省份	某地	33367（74.7）	979（95.7）	2.9	496523	0.020
	其他	11305（25.3）	44（4.3）	0.4	165086	0.003
该地暴露史[a]	有	31974（85.8）	853（92.8）	2.7	486612	0.018
	无	5295（14.2）	66（7.2）	1.2	71201	0.009
	缺失	7403	104	2.8	103796	0.010
合并基础性疾病[b]	高血压	2683（12.8）	161（39.7）	6.0	42603	0.038
	糖尿病	1102（5.3）	80（19.7）	7.3	17940	0.045
	心血管疾病	873（4.2）	92（22.7）	10.5	13533	0.068
	呼吸道传染病	511（2.4）	32（7.9）	6.3	8083	0.040
	癌症	107（0.5）	6（1.5）	5.6	1690	0.036
	无	15536（74.0）	133（32.8）	0.9	242948	0.005
	缺失	23690（53.0）	617（60.3）	2.6	331843	0.019

续表 12-2

基本特征		确认病例（%）	死亡病例（%）	粗病死率（%）	观察人天	病死率密度（/10 人天）
严重程度[c]	轻/中	36160（80.9）	—	—	—	—
	重	6168（13.8）	—	—	—	—
	危重	2087（4.7）	1023（100）	49.0	31456	0.325
	缺失	257（0.6）	—	—	—	—

注：[a] 该地暴露史仅统计了 37269 名有该变量的病例；[b] 合并基础性疾病仅统计了报告了基础性疾病的 20982 例；[c] 严重程度仅统计了报告严重程度的 44415 例病例。

答案 10：率是表示在一定的条件下某现象实际发生的例数与可能发生该现象的总例数之比，用以说明单位时间内某现象发生的频率或强度。一般用百分率、千分率、万分率或 10 万分率表示。

$$率 = \frac{某现象实际发生的例数}{可能发生该现象的总例数} \times K$$

$K = 100\%，1000‰，\cdots$

比也称相对比，表示两个数相除所得的值，说明两者的相对水平，常用倍数或百分数表示。

相对比 = 甲指标/乙指标（或 ×100%）

构成比表示事物内部各组成部分占的比重，常以百分数表示。

$$构成比 = \frac{某事物内部某一部分的数量（个体数）}{同一事物内部的整体数量（个体数之和）} \times 100\%$$

在实际应用中，应防止构成比代替率来使用，因为构成比是反映事物中各组成部分的比重或分布，并不能反映事物某一部分发生的频率或强度。因此，如果把构成比当作率使用，会出现错误的结论。

答案 11：流行病学研究中可以从疾病或健康状况的人群、时间及地区分布特点来展开描述，疾病的分布简称三间分布。

答案 12：表 12-1 主要是从疫情的人群分布特征维度展开的描述，以此为中心展开课堂讨论，言之有理即可。

答案 13：总体呈现出以该地区为中心逐步向全国扩散蔓延的空间分布特征。

答案 14：总体呈现出短期波动的时间分布特征。短期波动一般是指持续几天、几周或几个月的疾病流行或疫情暴发，是疾病的特殊存在方式，含义与暴发相近，暴发常用于少量人群，而短期波动常用于较大数量的人群。

答案 15：此次新发突发不明原因肺炎疫情初期在该地区暴发，后快速跨越省界，全国各省均有病例出现，呈现出流行趋势。

答案 16：疾病的流行强度常用散发、暴发、流行及大流行表示，指在一定时期内疾病在某地区人群中发病率的变化及其病例间的联系程度。散发（sporadic）指发病率呈历年的一般水平，各病例间在发病时间和地点上无明显联系，表现为散在发生。暴发（outbreak）是指局部地区或集体单位短时间内突然发生很多症状相同病人的现象，这些人多有相同的传染源和传播途径。流行（epidemic）是指在某地区某病的发病率显著超过该病历年发病率水平，相对于散发，流行出现时各病例之间呈现出明显的时间和空间联系。大流行（pandemic）是指某病发病率显著超过该病历年发病率水平，疾病蔓延迅速，涉及地区广，在短期内跨越省界、国界甚至洲界，形成世界流行。

答案 17： 潜伏期（incubation period）是指从病原体侵入机体到最早临床症状或体征出现的这段时间。潜伏期的长短主要与进入机体的病原体数量、毒力、繁殖能力、侵入途径和机体抵抗力有关。

潜伏期的流行病学意义及其用途为：①根据潜伏期长短判断病人受感染的时间，用于追溯传染源和确定传播途径；②根据潜伏期的长短确定接触者的留验、检疫和医学观察期限，一般为平均潜伏期加 1 ～ 2 天，危害严重的传染病可按照该病的最长潜伏期予以留验和检疫；③根据潜伏期的长短确定免疫接种的时间；④根据潜伏期来评价防治措施的效果；⑤潜伏期的长短会影响疾病的流行特征，一般潜伏期短的疾病常以暴发的形式出现，潜伏期长的传染病流行持续时间较长。

此次疫情属于危害严重的传染病，应该按照最长潜伏期予以留验和检疫，因此，此次疫情的留验和观察时间定为 14 天；此次疫情潜伏期较短呈现典型的暴发形式；根据潜伏期追溯确定传染源和传播途径，发现该新发突发不明原因肺炎的传播途径主要为经空气及接触传播，为后期采取封闭管理等措施有效切断传播途径提供依据，使得疫情得到有效防控。

答案 18： 基本在生数（basic reproduction number，R_0）表示一个病例进入易感人群中，在没有外力干预下可感染的二代病例个数。如果 R_0 大于 1，那么这种传染病就可以传遍整个人群；而 R_0 小于 1 的传染病，则趋于消失。该新发突发不明原因肺炎传染病的 R_0 大于 1，说明该病病毒的传播力强，需尽快采取有效措施控制疫情进一步蔓延，在采取全民居家隔离等有效措施后，R_0 则会逐步下降，当趋于 0 时，说明疫情趋于消失。

参考文献

[1] 中华预防医学会新发突发传染病防控专家组. 新发突发不明原因肺炎流行病学特征的最新认识 [J]. 中国病毒病杂志，2020，10（2）：86 – 92.

[2] 中华预防医学会新发突发传染病防控专家组. 新发突发不明原因肺炎流行病学特征分析 [J]. 中华流行病学杂志，2020，41（2）：145 – 151.

（曹文婷　黄海溶）

实践十三　传染病密切接触者调查分析

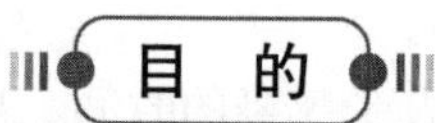

目　的

掌握传染病密切接触者的定义和判定标准；熟悉传染病密切接触者的信息报告内容和数据分析方法；了解密切接触者的管理方法。

知识点

密切接触者的定义和判定标准、传播链、接触史、潜伏期、感染率、罹患率、续发率。

在人群中有效控制传染病传播的重要手段之一就是及时发现和管理患者的密切接触者。接触者指在病例的一定活动范围内，可能与其发生接触的所有人，包括家庭成员、亲戚、朋友、同事、同学、医务工作者和服务人员等。根据接触情况，可将接触者划分为一般接触者和密切接触者。一般接触者指与疑似病例、确诊病例和无症状感染者在乘坐飞机、火车和轮船等同一交通工具，或在共同生活、学习、工作以及诊疗过程中有过接触，但不符合密切接触者判定原则的人员。

密切接触者判定原则具体情形包括：①同一房间共同生活的家庭成员；②直接照顾者或提供诊疗、护理服务者；③在同一空间内实施可能会产生气溶胶的诊疗活动的医务工作者；④在办公室、车间、班组、电梯、食堂、教室等同一场所有近距离接触的人员；⑤密闭环境下共餐、共同娱乐以及提供餐饮和娱乐服务的人员；⑥探视病例的医护人员、家属或其他有近距离接触的人员；⑦乘坐同一交通工具并有近距离（1 米内）接触的人员；⑧经评估认为其他符合密切接触者判定标准的人员。

请回答以下问题：

问题 1：什么是密切接触者？

问题 2：对传染病密切接触者进行判定与管理的目的是什么？

问题 3：密切接触者一般有哪些接触方式？

问题 4：如果某航班或全封闭空调列车上有一位某呼吸道传染病确诊患者，与该患者同乘的人员是密切接触者吗？如何判定飞机或全封闭空调列车上的密切接触者？

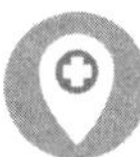

【实践案例分析】

一、密切接触者的管理和信息报告要求

【案例 1】一起某传染性肺炎家庭聚集性疫情调查

病例 1，王某，女，42 岁，于 1 月 31 日开始出现乏力、全身不适等症状，当晚到市医院就诊。根据患者流行病学史及临床表现诊断为：疑似传染性肺炎，收住医院隔离治疗。2 月 7 日经痰液检测为冠状病毒阳性确诊。对患者王某进行流行病学调查，患者一行 5 人（丈夫徐某、儿子、女儿、保姆陈某）于 1 月 18 日乘某航班从 W 市到达 D 市。朋友冯某从机场接王某一家到达 D 市某小区，随后患者去物业前台从接待人员潘某处拿包裹，18、19 日物业工作人员吴某到患者家修理热水器。患者 20 日下午独自去某超市购物，与超市服务员林某、符某、吴某和李某 4 人接触。22 日晚上王某妹妹和其丈夫方某自驾从 W 市到达 D 市入住王某家。23 日中午患者一家 7 口人步行到达某餐馆吃饭，曾与服务员周某、黄某近距离接触。

病例 2，陈某是病例 1 的保姆，51 岁。1 月 18 日同病例 1 一家到达 D 市某小区一起居住生活，2 月 1 日被 120 救护车接到某市医院隔离治疗，2 月 3 日确诊。

疑似病例 3，是病例 1 的妹妹，37 岁。22 日 20 时同其丈夫方某自驾到达并入住病例 1 家，2 月 1 日跟随 120 救护车送病例 2 到市医院就诊，并一同入院。

请回答以下问题：

问题 5： 请判定病例 1 的密切接触者有哪些人?

问题 6： 对病例 1 的密切接触者如何管理?

问题 7： 如果密切接触者在观察其间发病，应采取哪些措施?

问题 8： 对病例 1 的密切接触者进行医学观察时需要收集密切接触者的哪些信息?

问题 9： 设计密切接触者医学观察健康状况监测个案表。

二、聚集疫情传播链的调查分析

【案例 2】一起某病毒性肺炎聚集疫情传播链的调查分析

一起发生在某市的某病毒性肺炎聚集疫情，通过现场调查和电话调查相结合的方式对 129 名密切接触者进行线索追踪和个案调查。将接触时间（首次接触时间至末次接触时间段）划分为仅潜伏期接触、潜伏期和症状期均接触、仅症状期接触 3 类。以患者 A 为指示病例，以患者 A 及朋友为主线索，逐一调查每位确诊病例发病前 3 天至出现相关症状其间内的所有密切接触者与病例的关系、接触方式、接触时间，并追踪发病（感染）结局。

1. 传播链

按照家庭、社区、单位的不同线索分别追踪，绘制统一的传播链关系图，见图 13－1。

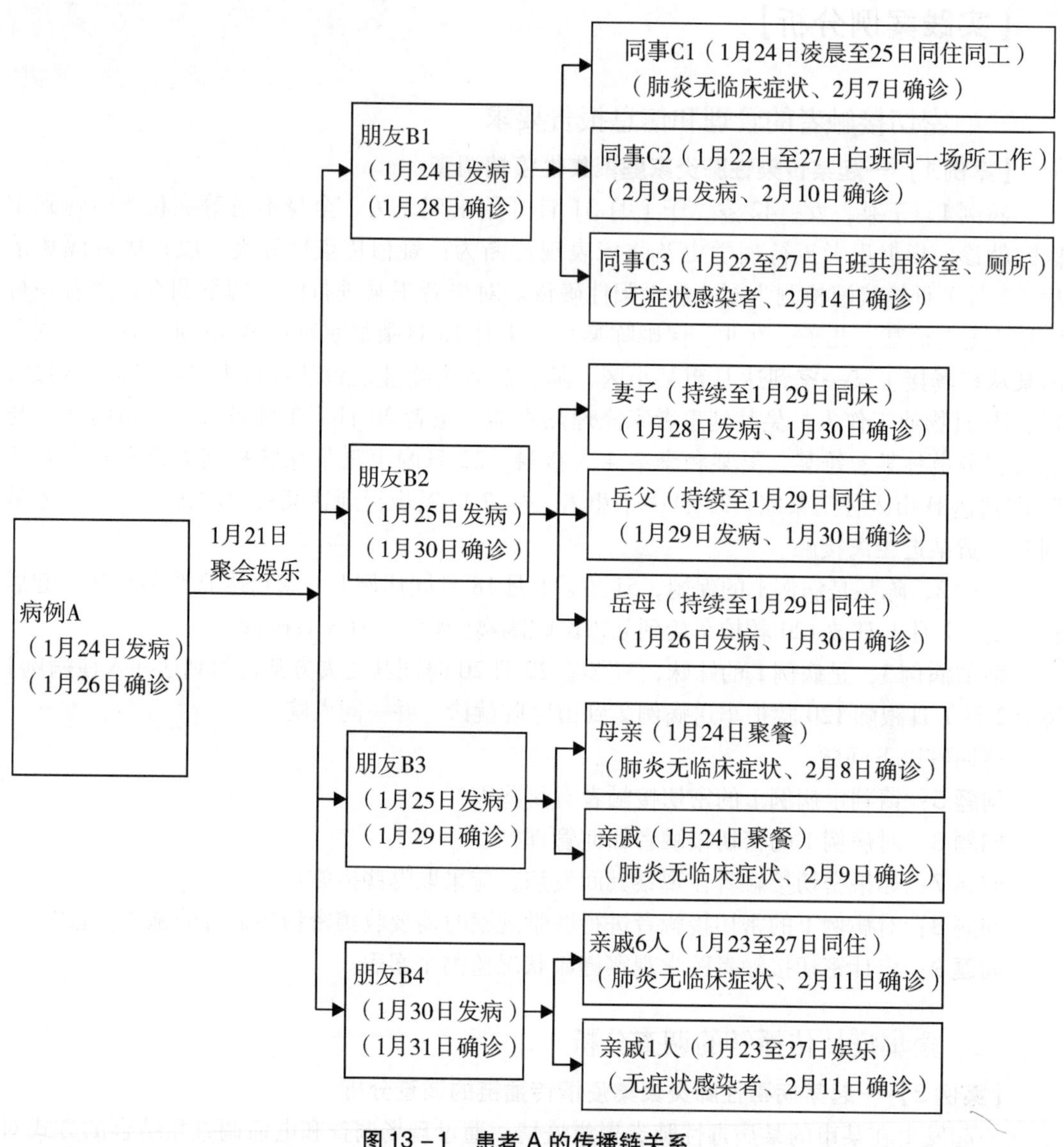

图 13－1　患者 A 的传播链关系

请回答以下问题：

问题 10：根据图 13－1，可知本起聚集性疫情共产生几代病例？计算各代之间病例发病间隔时间。

问题 11：推测患者 A 的 4 名朋友是什么时候如何感染上该疾病的。根据 4 名朋友暴露于患者 A 的时间推算平均潜伏期。

（1）患者 A，为外地务工返乡人员，1 月 20 日从外地到达该市，1 月 21 日晚参加朋友聚餐，共 8 人（含患者 A），之后其中 6 人（含患者 A）在麻将馆打麻将 6 ～ 7 小时，患者 A 自述当日无症状，1 月 24 日出现症状，与其打麻将的 4 名朋友先后于 1 月 24—30

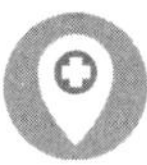

日发病，该4名朋友发病前14天内均未离开过该市，且无其他传染源接触史。患者A密切接触者共29人，其中发病前接触15人，被感染者4名（均为聚餐且打麻将朋友）；发病前后均接触的14人均未感染，见表13－1。

表13－1　患者A密切接触者调查

与病例关系	人数	最早接触时间（月/日）	最晚接触时间（月/日）	接触地点	接触方式	单次暴露时间（小时）
朋友	2	01/21	01/21	餐厅	同餐	2
朋友	5	01/21	01/21	麻将室	娱乐活动	7～8
服务员	7	01/21	01/21	餐厅、麻将室	同屋	<0.5
父母	2	01/20	01/25	家中	同住	2
妻子	1	01/23	01/25	家中	同床	6～8
儿子	1	01/21	01/21	家中	同餐	1～2
亲戚	5	01/10	01/25	家中、餐馆	同餐	1～2
亲戚	4	01/21	01/25	家中	同餐	1～2
亲戚	2	01/24	01/25	家中	同餐	1～2

请回答以下问题：

问题12：由表13－1计算患者A引起的聚集性疫情的感染率、罹患率及续发率。

（2）与患者A密切接触后发病的4名朋友，密切接触者共有100人，其中确诊病例12名，无症状感染者1名；另有2名一般接触者（1名病例，1名无症状感染者）。这些感染者中，发病前接触感染9名，发病前后接触感染6名。15名感染者发病（发现）前14天内未离开过该市，且无其他传染源接触史。对患者A的4名朋友B1、B2、B3、B4的密切接触者分别进行了调查。

B1患者，男，1月22—26日在公司上班其间均未佩戴口罩。其密切接触者共67人。其中仅发病前接触的33人均未感染，发病前后均接触的15人中有1人感染，仅发病后接触的19人均未感染，见表13－2；另有2名非密切接触感染者，发病前后均有环境暴露。

表13－2　病例B1的密切接触者调查

与病例关系	人数	最早接触时间（月/日）	最晚接触时间（月/日）	接触地点	接触方式	单次暴露时间（小时）
同事	1	01/24	01/27	工作场所	同住同工	>12
同事	1	01/22	01/22	工作场所	同室工作	<0.5

续表 13-2

与病例关系	人数	最早接触时间（月/日）	最晚接触时间（月/日）	接触地点	接触方式	单次暴露时间（小时）
同事	4	01/23	01/23	工作场所	同室工作	<0.5
同事	2	01/24	01/24	工作场所	同室工作	<0.5
同事	1	01/22	01/26	工作场所	同室工作	<0.5
同事	3	01/23	01/27	工作场所	同室工作	<0.5
同事	1	01/27	01/27	工作场所	同室工作	<0.5
同事	18	01/23	01/23	交通车	同车	<0.5
同事	3	01/23	01/27	交通车	同车	<0.5
同事	17	01/27	01/27	交通车	同车	<0.5
同车乘客	6	01/23	01/23	公交车	同车	<0.5
同车乘客	1	01/27	01/27	公交车	同车	<0.5
朋友	1	01/21	01/21	餐馆	同餐	2
服务员	1	01/21	01/21	餐馆	同屋	<0.5
家属	7	01/22	01/26	家中	同住	4

B2 患者，男，1 月 22 日在商场办公区上班，1 月 30 日确诊前均在家休息。其密切接触者共 5 人，其中发病前后均接触的 4 人中有 3 人感染，仅发病后接触的 1 人未感染，见表 13-3。

表 13-3　病例 B2 的密切接触者调查

与病例关系	人数	最早接触时间（月/日）	最晚接触时间（月/日）	接触地点	接触方式	单次暴露时间（小时）
妻子	1	01/22	01/29	家中	同床	>12
家属	3	01/22	01/29	家中	同住	8
邻居	1	01/29	01/29	电梯	同乘电梯	<0.5

B3 患者，男，1 月 22—23 日居家办公，24 日与其家庭成员、亲戚聚餐，后自驾送妻子和儿子到岳父家后独自返回，25—28 日独自一人在家休息。其密切接触者共 16 人，均为仅发病前接触，其中被感染者 2 人，见表 13-4。

表 13－4　病例 B3 的密切接触者调查

与病例关系	人数	最早接触时间（月/日）	最晚接触时间（月/日）	接触地点	接触方式	单次暴露时间（小时）
家属及亲戚	11	01/24	01/24	餐馆	同餐	1～2
服务员	5	01/24	01/24	餐馆	同屋	<0.5

B4 患者，女，1 月 22 日居家休息，23—27 日与母亲在亲戚家居住，28 日隔离医学观察。其密切接触者共 12 人，其中仅发病前接触的 10 人中有 7 人感染，发病前后均接触的 2 人均未感染，见表 13－5。

表 13－5　病例 B4 的密切接触者调查

与病例关系	人数	最早接触时间（月/日）	最晚接触时间（月/日）	接触地点	接触方式	单次暴露时间（小时）
母亲	1	01/22	01/31	家中	同住	6～8
亲戚	3	01/23	01/27	麻将馆	娱乐活动	6～8
亲戚	6	01/23	01/27	家中	同住	6～8
服务员	1	01/21	01/21	麻将馆	同屋	<0.5
接诊医生	1	01/29	01/30	医院	诊疗	<0.5

请回答以下问题：

问题 13：结合图 13－1 和表 13－2 至表 13－5，分别计算患者 B1、B2、B3、B4 引起的 4 起聚集性疫情的感染率和罹患率，以及各自密切接触者的续发率，填入表 13－6 中。

表 13－6　二代病例 4 起聚集性疫情情况

聚集性疫情	感染率	罹患率	续发率
B1 聚集			
B2 聚集			
B3 聚集			
B4 聚集			

2. 传染性分析

以患者 A 为线索，按结局分成感染者和未感染者，绘制每组的接触史分布图。分析图设一个横坐标，以上一代病例开始出现发热或呼吸道症状当天为第 0 天，左边为潜伏期的各天，发病前 1 天为“－1”、前 2 天为“－2”，以此类推；右侧为症状期的各天，发病的第 2 天为“1”、第 3 天为“2”，以此类推，逐一描绘出每位密切接触者与其上一代病例发病前后接触的其间横线，见图 13－2、图 13－3（图中数字表示人数）。

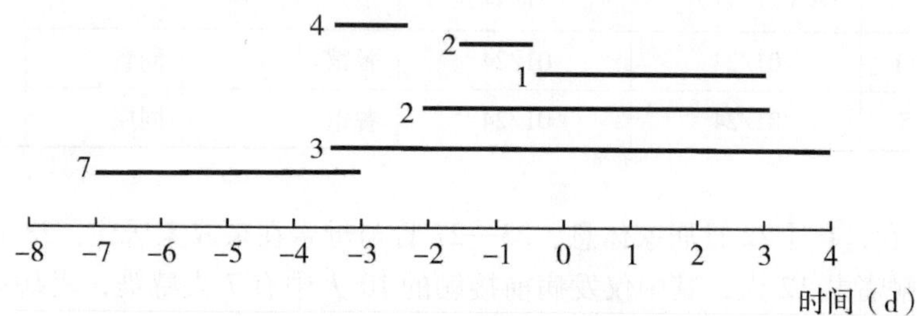

图 13－2　某病毒性肺炎感染者接触原病例的接触时间段示意图

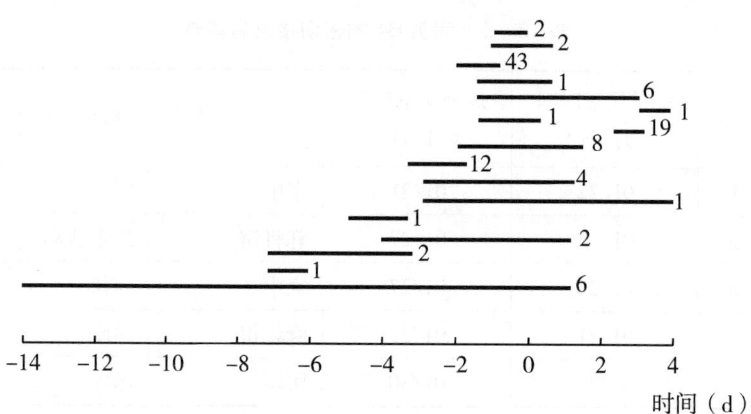

图 13－3　未感染的密切接触者接触原病例的接触时间段示意图

请回答以下问题：

问题 14：根据图 13－2 和图 13－3，仅潜伏期接触前代病例的感染者和未感染者各多少人，占各组构成比是多少？

问题 15：结合表 13－1 至表 13－5，分析 129 名密切接触者不同接触方式的传染性和不同暴露时间的传播性，填写表 13－7 至表 13－9。

表 13－7　129 名密切接触者不同接触时间的感染情况

接触时间	密切接触者（人）	感染者（人）	感染率（%）
仅潜伏期接触			
潜伏期和症状期均接触			
仅症状期接触			
合计			

表 13－8　129 名密切接触者不同接触方式的感染情况

不同接触方式	密切接触者（人）	感染者（人）	感染率（%）
娱乐活动			
同餐			
同住			
同床			
同屋			
同室工作			
同车			
同电梯/诊疗			
合计			

表 13－9　129 名密切接触者单次暴露时间不同的感染情况

单次暴露时间（小时）	暴露人数	感染人数	感染率（%）
＞12			
6～12			
1～6			
＜1			
合计			

请回答以下问题：

问题 16：根据表 13－7 的结果得出什么结论？

问题 17：能否根据表 13－8 和表 13－9 的结果得出结论，认为娱乐活动的接触方式和单次暴露时间越长，感染的风险越高？为什么？

参考答案

答案1：密切接触者是指从疑似病例或确诊病例症状出现前2天开始，或从无症状感染者标本采样前2天开始，未采取有效防护与其有近距离接触的人员。

答案2：

（1）及时发现和管理密切接触者，防止疾病进一步传播：①密切接触者在暴露于患者或无症状感染者后，可能被感染成为新的传染源；②在其发病时，可及时对其进行诊断、治疗和管理，防止其转为重症；③在其可能具有传染性时，避免其他人与其接触，从而降低疾病进一步传播的风险。

（2）了解不同接触方式密切接触人群的感染风险及危险因素。

答案3：与病例共同居住生活，与病例近距离学习或工作，与病例密闭环境中聚餐和娱乐；近距离直接诊疗、护理病例，到病例所在的密闭环境中探视病人；与病例乘坐同一交通工具并有近距离接触；与病例乘坐同一部电梯。

答案4：同乘的所有人员不全是密切接触者。在飞机上，与病例座位的同排和前后各三排座位的全部旅客以及在上述区域内提供客舱服务的乘务人员是密切接触者，而其他同航班乘客则是一般接触者。在全封闭空调列车上，病例所在硬座、硬卧车厢或软卧同包厢的全部乘客和乘务人员是密切接触者。在非全封闭的普通列车上，病例同间软卧包厢内，或同节硬座（硬卧）车厢内同格及前后邻格的旅客，以及为该区域服务的乘务人员是密切接触者。

答案5：病例1的丈夫、儿子、女儿、妹妹王某、妹夫方某、保姆陈某、朋友冯某；物业前台接待员潘某、物业工作人员吴某；超市服务员林某、符某、吴某和李某；某餐馆服务员周某、黄某。可判定密切接触者共15人。

答案6：首先要对患者家和所在小区整个外围进行消毒。患者的丈夫、儿子、女儿、妹夫方某到指定酒店隔离观察，由某医院派人每天为其测体温两次，指导密接人员做好个人防护。其他人员按照属地管理的原则，交由当地政府监督小区物业公司、超市管理部门与饭店老板督促相关工作人员进行居家隔离医学观察，指导其居家医学观察时间为末次与患者接触之日起2周，并且每天测量体温2次，如出现相关症状，尽快进行报告并到正规医疗机构就诊。

答案7：医学观察其间，密切接触者一旦出现任何症状（如发热、干咳等呼吸道症状或腹泻等消化道症状），需立即向当地卫生健康部门报告，并按规定送定点医疗机构诊治，采集标本开展实验室检测与排查工作。如排查结果为疑似病例、确诊病例，应对其密切接触的人员进行调查和医学观察。

答案8：需要收集的信息有：①基本信息及接触信息，如密切接触者的个人信息（姓名、性别、年龄、身份证号、联系方式、基础性疾病等）、末次接触病例信息（病例姓名、病例类型、首次和末次分别与末次接触病例的接触时间和方式）。②密切接触者健康监测信息。如开始隔离日期以及在医学观察其间是否出现临床症状，首次出现症状日期，首发临床表现，最终检测结果是否阳性，阳性标本的采样日期，病例最终临床结局及出院/解除隔离日期等信息。

答案9：设计密切接触者医学观察健康状况监测个案表如下。

____省（自治区、市）____市（州）______县（区）密切接触者医学观察健康状况监测个案表

姓名	身份证号	性别	年龄	联系方式	基础性疾病	末次接触病例					开始隔离日期	是否出现临床症状	首次出现症状日期	首发临床表现	最终检测结果是否阳性	阳性标本采样日期	病例最终临床结局	出院解除隔离日期
						病例姓名	病例类型	首次接触日期	末次接触日期	接触方式								

注：基础性疾病类型（可多选）：①高血压；②糖尿病；③脑血管病；④冠心病；⑤哮喘；⑥肺气肿；⑦慢性支气管炎；⑧肺癌；⑨慢性肝病；⑩肝癌；⑪慢性肾病；⑫免疫缺陷；⑬艾滋病；⑭肺结核；⑮妊娠；⑯其他（请在表格中注明）

1. 末次接触的病例类型：①确诊病例；②疑似病例；③临床诊断病例；④无症状感染者

2. 接触方式：①共同居住生活；②医疗护理；③聚餐；④日常交谈；⑤同乘交通工具；⑥仅共处同一密闭空间，无直接接触与交流；⑦其他（请在表格中注明）

3. 是否出现临床症状：①是；②否

4. 首发临床表现（可多选）：①发热；②寒战；③咳痰；④咳嗽；⑤鼻塞；⑥流涕；⑦咽痛；⑧头痛；⑨乏力；⑩肌肉酸痛；⑪关节酸痛；⑫气促；⑬呼吸困难；⑭胸闷；⑮结膜充血；⑯恶心；⑰呕吐；⑱腹泻；⑲腹痛；⑳其他（请在表格中注明）

5. 最终检测结果是否阳性：①是；②否；③未采样检测

6. 病例（指密切接触者中产生的病例）最重临床结局：①无症状感染者；②轻型；③普通型；④重型；⑤危重型；⑥死亡

答案10：本起聚集性疫情共产生3代病例20名感染者（确诊18名，无症状感染者2名）。患者A是第一代病例，聚会传染的4名朋友为第二代病例，由4名朋友分别引起了3起家庭（亲戚）和一起同事的聚集是第三代病例。患者A发病时间是1月24日，4名朋友发病时间在1月24—30日，与患者A间隔时间中位数1天；第三代15名病例发病时间在1月26日—2月9日，与第二代病例间隔时间中位数3.5天。

答案11：推测4名朋友是在1月21日晚聚餐和打麻将时被患者A传染。4名朋友只有1次暴露于患者A，可通过4名朋友的暴露时间和发病时间计算潜伏期，1名3天，2名4天，1名9天，中位潜伏期为4天。

答案12：患者A密切接触者共29人，其中4人发病，感染率为（5/30）16.67%，

罹患率为（5/30）16.67%，续发率为（4/29）13.79%。

答案13：结合图13－1和表13－2至表13－5，分别计算患者B1、B2、B3、B4引起的4起聚集性疫情的感染率和罹患率，以及各自密切接触者的续发率，填入表13－6中。

表13－6　二代病例4起聚集性疫情情况

聚集性疫情	感染率（%）	罹患率（%）	续发率（%）
B1聚集	（4/70）5.71	（3/70）4.29	（2/69）2.90
B2聚集	（4/6）66.67	（4/6）66.67	（3/5）60.00
B3聚集	（3/17）17.65	（3/17）17.65	（2/16）12.50
B4聚集	（8/13）61.54	（7/13）53.85	（6/12）50.00

答案14：仅潜伏期接触前代病例的共74人，其中感染者13人，未感染者61人；与前代病例接触感染者共19人，未感染者112人。故仅潜伏期接触前代病例感染的占总病例数的68.42%（13/19），未感染的占总未感染人数的54.46%（61/112）。

答案15：结合表13－1至表13－5，分析129名密切接触者不同接触方式的传染性和不同暴露时间的传播性，填写表13－7至表13－9。

表13－7　129名密切接触者不同接触时间的感染情况

接触时间	密切接触者（人）	感染者（人）	感染率（%）
仅潜伏期接触	74	13	17.57
潜伏期和症状期均接触	35	4	11.43
仅症状期接触	20	0	0
合计	129	17	13.18

表13－8　129名密切接触者不同接触方式的感染情况

不同接触方式	密切接触者（人）	感染者（人）	感染率（%）
娱乐活动	8	5	62.50
同餐	26	2	7.69
同住	20	9	45.00
同床	2	1	50.00
同屋	14	0	0
同室工作	12	0	0
同车	45	0	0

续表 13－8

不同接触方式	密切接触者（人）	感染者（人）	感染率（%）
同电梯/诊疗	2	0	0
合计	129	17	13.18

表 13－9　129 名密切接触者单次暴露时间不同的感染情况

单次暴露时间（时）	暴露人数	感染人数	感染率（%）
>12	2	2	100.00
6～12	19	13	68.42
1～6	35	2	5.71
<1	73	0	0
合计	129	17	13.18

答案 16： 只在潜伏期接触的感染率较高，为 17.57%，说明潜伏期存在较强的传染性。

答案 17： 不能认为娱乐活动的接触方式和单次暴露时间越长，感染的风险就越高。因为没有做统计学检验。不同的接触方式感染风险不同（$\chi^2=15.10$，$P<0.01$），危险性从高到低依次是娱乐活动、同床、同住、同餐。各感染者之间没有采取任何防护措施，棋牌室打麻将传染性最强，表明越密闭狭小的空间传播风险越高；单次暴露时间不同感染率差异有统计学意义（$\chi^2=25.08$，$P<0.01$），单次接触时间越长，传染的风险越高。

（李晓珍）

实践十四　感染性腹泻的处置

目　的

掌握感染性腹泻的医院诊疗、处置和现场流行病学调查流程、分析方法。学习如何将微生物学、传染病学、诊断学、流行病学基础知识用于解决临床问题。培养从临床症状推论病因，从病例的三间分布、病例、环境样本检测结果推断疾病的传染源、传播途径等多层次、多维度的综合分析的思维方式。

知识点

（1）常见感染性腹泻的病原体、临床症状及其鉴别诊断；不同病原体感染的临床处置流程。

（2）感染性腹泻的流行病学调查、分析方法；传染源、传播途径推断思路。

（3）法定传染病监测报告流程与时间要求。

（4）感染性腹泻传染源的处置、防控措施。

实践案例分析

案例一　肠炎沙门菌感染性腹泻

某年10月5日，某省三甲医院急诊及肠道门诊医师从5时30分至9时陆续接待了5位来自某中学高中部的腹泻病人。主诉：均有腹痛、腹泻，水样便，3次以上，伴发热、头痛、头晕、恶心、呕吐，1人有腹胀、畏寒，测量体温在37.5～40.5 ℃。

临床医师初步流行病学调查结果：患者均来自同一个学校的同一个班级，最早出现症状的时间为5时左右，陆续出现；国庆节返校后，大家都在学校，没有共同外出用餐史。

请回答以下问题：

问题1： 初步判断结论是什么？

问题2： 初步判断的依据是什么？

问题3： 初步判断后临床医生应采取的处置措施是什么？

问题4：《中华人民共和国传染病防治法实施办法》对医疗机构的传染病监测、报告工作有什么要求？法定报告的传染病包括哪些？

问题5： 按《中华人民共和国食品安全法》《食源性疾病监测报告工作规范》要求，医院启动上报流程的要求、内容是什么？

问题6： 区域疾控部门启动流行病学调查的要求、内容、流程与分析方法是什么？

疾控部门现场流行病学调查结果如下：

1. 环境与饮食

（1）学校是一所半封闭式高级中学，共有 28 个班级，高一、高二、高三分别有 9、8、11 个班级；在校学生 1211 名，教职员工 101 人。

（2）建筑 7 栋，分别为 2 栋教学楼（A 楼和 B 楼）、2 栋宿舍楼（男生宿舍、女生宿舍）、1 栋办公楼、1 栋实验楼、1 栋食堂。有 2 套供水系统：自来水与井水（C 井和 D 井），自来水系统为 2011 年 10 月 1 日安装使用，主要供学校食堂、办公楼、B 教学楼及女生宿舍楼使用；D 井水与自来水管网相通，靠阀门控制；C 井水供 A 教学楼厕所、男生宿舍使用。

（3）食堂每日供应早、中、晚餐。现场发现：无餐具消毒和冷藏设施，食物原材料及剩余菜饭随意堆放，使用燃煤炉灶加热食物。所有师生均在食堂吃午餐；全部住宿生在食堂吃早、晚餐，部分走读生、教职工在食堂吃早、晚餐。教职工就餐在单独的小餐厅，餐具与学生相同，菜品从学生菜谱中选择。校内有 1 个小卖部出售各种零食。病例均无饮用生水习惯。

2. 三间分布分析结果

（1）总发病人数 115 名，病例涉及 23 个班级，分布在高一 8 个班级、高二 8 个班级、高三 7 个班级。

（2）首个病例发病时间为 10 月 4 日 5 时，末例发病时间为 10 月 5 日 24 时，间隔 43 小时。病例人群年龄在 15 ～ 17 岁，平均年龄 16.4 岁，男女性别、住宿生与走读生罹患率差异有统计学意义。

对 4 日中、晚餐和 5 日早、中、晚在食堂用餐的人员的饭菜食用情况进行调查。4 日午餐的西红柿炒蛋、肉皮烧萝卜，5 日午餐的肉皮烧萝卜、5 日晚餐的咸菜炒蛋在病例对照组间食用情况有统计学差异，初步判定是此次疫情疫源。

实验室检测结果如下：

（1）医院样本检测结果：①急查血常规结果回报：5 位患者的白细胞总数增高（均 > $12 \times 10^9/L$），中性粒细胞比率升高，淋巴细胞、嗜酸性粒细胞比率下降。大便常规和隐血试验检查：1 份标本中见少量白细胞，1 份隐血试验弱阳性，其他无异常。②10 月 8 日 3 份细菌培养结果回报：肠炎沙门菌；诺如病毒、轮状病毒检测阴性。

（2）学校现场采样标本检测结果：10 月 7—9 日回报：①自来水各项理化指标及大肠菌群数符合要求。②从 21 例病人和 6 例食堂工作人员的粪便标本、4 日午餐的肉皮烧萝卜和 5 日晚餐的咸菜炒蛋中均分离到肠炎沙门菌。

请回答以下问题：

问题 7：确诊为食源性肠炎沙门氏菌感染的依据是什么？

问题 8：确诊后相关工作人员还需开展哪些工作？

参考答案

答案1：感染性腹泻（食源性？生物性？暴发?）。

答案2：

（1）临床症状：腹痛、腹泻，水样便，3 次以上，首先考虑感染性腹泻；体温≥37 ℃，首先考虑微生物性（细菌性或病毒性）。

（2）同单位、同班短时间内出现症状相同或相似病例≥3 例，疑为暴发。待实验室检测与流行病学调查结果确证。

答案3：

1. 按流程上报医院疾病预防控制科，以便获得外部支持和流行病学调查证据，及时采取防控措施。

2. 需进行细菌性与病毒性感染和生物与化学毒物中毒性腹泻的鉴别。

（1）细菌感染性腹泻与病毒感染性腹泻的鉴别：①血常规检查，细菌性多伴有白细胞（WBC）总数及比例增高；②如大便白细胞、隐血阴性，基本不考虑痢疾、弧菌。③取呕吐物、排泄物做细菌培养和轮状、诺如病毒等检测，是鉴别细菌性感染与病毒性感染的直接证据。

（2）生物与化学毒物中毒性腹泻的鉴别：①发病时间，即从感染或中毒到出现临床症状的时间，生物与化学毒物性腹泻的比感染性的短；②化学毒物性腹泻多伴有肝肾功能损害；③流行病学调查毒物的来源是区分生物性与化学性毒物中毒的重要依据。

3. 临床处置：抽血做常规检查和轮状、诺如病毒的血清学检查；取大便、尿常规检查和细菌培养、分子生物学检测。留院观察，经验性抗生素治疗。嘱多饮水，如有脱水，补液，纠正电解质紊乱。

4. 卫生学宣传：注意手、饮食卫生。

答案4：

按《中华人民共和国传染病防治法实施办法》《中华人民共和国食品安全法》及传染病预防控制相关法律法规的要求：各级各类医疗保健机构要成立疾病预防控制、保健组织，配备相应的人员，在本单位及责任地段内承担下列工作：①传染病、慢性病、肿瘤等的疫情报告和管理。②传染病预防和控制工作。③卫生行政部门指定的卫生防疫机构交付的传染病防治和监测任务。

传染病监测是医院履行哨点职责所需的常态化重点工作，也是与社区传染病防控密切相关的系统性工作，监测范围由国家以法律形式或由卫生行政部门以文件的形式确定。现行法定要求监测的传染病分三类，甲类：鼠疫、霍乱菌；乙类：传染性非典型肺炎，新型冠状病毒性肺炎、艾滋病、病毒性肝炎、脊髓灰质炎、人感染高致病性流感、麻疹、流行性出血热、狂犬病、流行性乙型脑炎、登革热、炭疽、痢疾、结核病、伤寒、流行性脑膜炎、百日咳、白喉、新生儿破伤风、猩红热、布氏菌病、淋病、梅毒、钩端螺旋体病、疟疾、人感染 H7N9 禽流感；丙类：流行性感冒、流行性腮腺炎、风疹、急性出血性结膜炎、麻风病、流行性与地方性斑疹伤寒、黑热病、包虫病、丝虫病，除霍乱、细菌性和阿

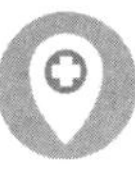

米巴性痢疾、伤寒、副伤寒以外的感染性腹泻、手足口病。

答案5：

由首诊医师启动上报流程。如初步诊断为食源性暴发流行，就要启动报告流程（无须等待培养结果），过程如下。

（1）在电子病历中填写《食源性疾病病例监测信息表》和《食源性疾病主动监测病例信息表》，内容：①基本信息：学生填写学校、年级、班级、精准现住址。②症状与体征等。③饮食暴露史，包括可疑食品名称、购买地点、进食地点、进食人数、其他人是否发病等。

（2）2 小时内报告疾病预防控制科。

（3）疾控科接到报告后，现场核实相关内容，2 小时内上报区域疾控部门。

答案6：

区域疾控部门接到报告后要立即启动现场流行病学调查与取样。

（1）调查目的：根据调查、检测结果，分析、寻找、证实传染源和传播途径，并依此采取紧急控制措施和进一步的针对性控制措施。

（2）调查对象：包括腹泻患者及相关正常人群，如同宿舍、同班级、同用餐人员，以及环境状况、物品，如现场用水、餐饮食材及其环境卫生状况等。

（3）调查内容：学校环境、人员概况，患者、正常人群的三间分布情况、饮食内容及时间等；患者的症状、体征、就诊时的实验室检测结果。

（4）取样：取调查对照的粪便、呕吐物，从多个水源出口、贮水处取水样，从食堂、炊具物表涂抹物、剩余的饭菜、食材直接取样，分别做细菌培养及感染性腹泻相关病毒的生物学检测。

（5）分析方法：通过分析患者与正常人群的三间分布特征（人群：性别、年龄等；空间：班级、宿舍、校内外；时间：第 1 例与最后 1 例的发病时间）追溯传染源和传播途径。即分析患者的相同点及与正常者之间的不同点，确定可能的传染源和传播途径；通过首末病例的发病时间，判定最短、最长潜伏期，帮助确定病原体。

答案7：结合医院微生物学、血清学等相关检验结果及区域疾控部门现场样本检测和流行病学调查结果判定为肠炎沙门氏菌污染食堂食物所致的食源性肠炎暴发流行。

答案8：

（1）疾病监控科工作人员积极与疾控中心沟通，核实后获得确证结果，通知首诊医师，明确最后诊断：肠炎沙门菌感染性腹泻，重新提交传染病病例报告单，审核后上报疾控中心。

（2）疾控中心工作人员需督促学校做好食堂整改工作，提高食材贮存条件，加强环境、人员清洁卫生管理。

（3）后期防控效果评估及报告撰写情况。①肠炎沙门氏菌感染的主要临床表现为头痛、腹痛、腹泻、恶心等，可发展为败血症。潜伏期为 6 ～72 小时，一般为 12 ～36 小时。符合临床发病特点。②病例经过对症治疗和依据细菌药敏结果调整抗生素治疗后均痊愈。③学校经现场督导，进行食堂、学校环境卫生整改、消毒处置，对相关人员进行卫生宣教后未再发生新的感染。④由疾控中心工作人员撰写过程报告。

参考文献

[1] 李晔，贺天锋，张胜良，等. 一起肠炎沙门菌引起的中学生食物中毒案例分析[J]. 中国学校卫生，2012，33（6）；755－759.

（欧阳范献）

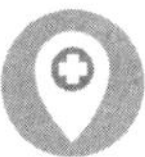

案例二　诺如病毒感染性腹泻

2020 年 12 月 20 日（星期天）晚上 6 时左右，海南省某三甲医院急诊科接诊了一位本院职工及其母亲，主诉腹痛、腹泻（水样便），恶心、呕吐。两人均已呕吐 3 次，其母亲腹泻 5 次，并有发热、头痛和全身酸痛，体温 37.5 ～ 38.5 ℃。

当天晚上 20 时，又一位本院职工带小孩来急诊室就诊，出现的症状相似，主诉为腹痛、腹泻，恶心、呕吐，从下午晚饭后开始，腹泻已达 4 次，伴有头痛，体温 38.0 ℃。

临床医师初步流行病学调查结果：第一位职工的小孩 12 月 19 日（星期六）下午 5 时左右也出现过相同症状，因无其他不适，疑似受凉（因近日天气转凉，有薄雾），便没在意。20 日晚上 6 时左右，该小孩的妈妈、奶奶陆续出现相同症状，奶奶症状较重。

前两位患者住在老职工宿舍 1 栋 5 楼，第三位患者住在同一栋的 3 楼，均否定外出用餐史。

请回答以下问题：

问题 1：初步判断结论是什么？

问题 2：初步判断的依据是什么？

问题 3：做出初步判断后临床医生应采取的处置措施是什么？

问题 4：按《中华人民共和国食品安全法》《食源性疾病监测报告工作规范》要求，医院首诊医师、传染病监测部门应启动上报和医院内流行病学调查，其调查内容、要求和目的是什么？

医院疾病预防控制部门的初步调查结果及处置如下：

（1）环境与饮食。①宿舍区分新旧两个片区，新片区有 8 栋住宅、老片区有 12 栋住宅，水系统由井水和自来水并网统一供应，以自来水供应为主。②首日就诊的 3 例患者来自 2 个家庭，住同一栋宿舍楼，近 3 天未外出用餐，否认有喝生水的习惯。

（2）医院内防控处置措施。①上报区疾控中心，进一步确证传染源和传播途径。②上报医院领导，在小区微信发布相关情况通告，征集病例信息，要求新发患者及其家属及时前往肠道门诊就诊，由值班医师依据病情做对症处理和经验性抗生素治疗，必要时采取留观隔离措施。③要求值班医师、防控人员做好信息登记和医院内流行病学调查，指导做好个人卫生、环境消毒和留观（居家）隔离的个人防护（患者戴口罩，单独用餐，勤洗手）。④防控人员继续关注疫情的发展，配合区域疾控中心做好流行病学调查和现场采样。⑤联系水务公司通报情况，了解近期片区水源的卫生情况及其样品检测事项。⑥对宿舍区进行环境消杀处理。

请回答以下问题：

问题 5：区域疾控中心启动流行病学调查的要求、内容、流程和方法是什么？

疾控部门现场流行病学调查结果如下：

（1）环境与饮食：宿舍分布与水系情况同上。21 日上午 10 时就诊的一家 3 位患者，反映 20 日晚上 6 时有附近餐馆用餐史，否认有饮用自来水习惯。

（2）医院病例调查三间分布分析结果：从2020年12月20日首发到2021年1月3日止，共有154人出现了恶心、呕吐、腹痛、腹泻的症状，腹泻、呕吐都在每天2次以上，最多的每天呕吐达15次、腹泻20次。累及者年龄最小为9个月，最大为50岁。涉及11栋老楼和6栋新楼的72户，家庭有1人、2人、3人、4人、6人、7人，罹患的分别为29、23、8、9、2、1户。

（3）区域流行情况：从市疾控中心得到反馈，有学校和社区也有暴发流行发生。

（4）实验室检测结果如下：①医院样本检测在医院急诊室就诊的15患者中，血常规结果回报无明显升高，大便常规和隐血试验检查发现1份标本中见少量白细胞，隐血试验均阴性，其他无异常。12月21日，3份细菌培养结果回报：无致病菌生长，从一位年老患者的粪便中检出诺如病毒GII型。2020年12月24日—2021年1月4日，又陆续从5位患者（包括3位在附近餐馆用餐的患者）中检出诺如病毒GII型。②医院宿舍区现场采样标本检测结果：2020年12月24日自来水检测结果回报：各项理化指标及大肠菌群数符合要求。2020年12月24日—2021年1月4日，区域疾控中心回报，从10份环境物体表面（包括3份厕所马桶盖擦拭样本）和10例新发病例的粪便标本中检测到了诺如病毒GII型，对照者样本检测细菌培养，均为无致病菌生长，诺如病毒检测阴性。

请回答以下问题：

问题6：确诊诺如病毒感染性腹泻的依据是什么？

问题7：确诊后医院相关工作人员还需开展哪些工作？

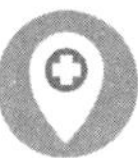

参考答案

答案1：初步判断：感染性腹泻（水源性？生物源性？暴发?）。

答案2：

（1）临床症状：腹痛、腹泻，水样便，3 次以上，首先考虑感染性腹泻；体温≥38 ℃，首先考虑微生物性（细菌性或病毒性）感染。

（2）流行病学情况：短时间内在同一栋楼出现症状相同或相似的病例≥3 例，可疑为暴发。待实验室检测与流行病学调查结果确证。

答案3：

（1）按流程上报和进行细菌性与病毒性、生物毒性与化学毒性中毒的鉴别（详见案例一）。

（2）临床处置和卫生学宣传同案例一。

答案4：

（1）首诊医师启动上报流程（要求、内容见案例一的问题5）。

（2）疾病控制科启动院内调查。

值班人员接到电话后，现场核实相关内容，2 小时内上报区域疾控部门。启动院内流行病学调查和传染病应急处置程序。

调查内容：就诊和未就诊患者人数、临床症状、分布情况。目的是分析可能的传染源、传播途径，以便及时对疑似病人进行有效隔离，对可疑的传染源进消毒处理，及时切断可疑的传播途径。

答案5：

区域疾控部门接到报告后要立即启动现场流行病学调查与取样。

（1）调查目的、对象、内容与案例一相同或类似。

（2）取样：从患者、相同家庭或相同楼栋的正常人群取粪便或肛拭子或呕吐物，从家庭多个水源出口取水样，取餐具、卫生间物表等样做细菌培养、感染性腹泻相关性病毒检测。

（3）分析方法同案例一。

答案6：结合医院检测及现场流行病学调查与样本检测结果考虑为区域外传入，在家庭、小区，以食物、空气为传播途径，由诺如病毒感染所致的季节性腹泻暴发流行。

答案7：

（1）医院疾病监控科工作人员积极与疾控中心沟通，得到确诊结果后，通知首诊医师修正最后诊断：诺如病毒 GII 型感染性腹泻，重新提交传染病报告单。停用抗生素，后续相同病病例，按诺如病毒感染性腹泻的治疗原则进行。

（2）指导患者及家庭做好环境消毒和隔离工作：①排泄物、呕吐物要用消毒液（1000 mg/L 的含氯消毒剂）消毒 20 分钟后再做清洁处理。每天（必要时）用 500 mg/L 的含氯消毒剂对物体表面、地面进行消毒处置。②清洁时要佩戴手套和口罩，并在清洁后认真洗手。③疫情结束前戴口罩，饭前便后进行手卫生，使用公筷。

（3）疾控科工作人员督促后勤部门人员做好环境卫生、消毒工作。

（4）将秋季腹泻防控知识宣传单页发至全院职工微信群，做好家庭环境消毒及个人卫生管理。

（5）后期防控效果评估及撰写报告。

效果评价：①诺如病毒感染性腹泻为自限性、季节性消化道传染病。病例经对症治疗后全部治愈。②采取上述措施后，暴发的疫情得到了很好的控制。

报告撰写：医院疾病预防控制科根据整个处置过程形成报告文件，上报相关领导和部门。

参考文献

［1］练莲．我国诺如病毒感染暴发疫情流行特征及防控策略研究［J］．应用预防医学，2021，27（4）：378－381．

（欧阳范献）

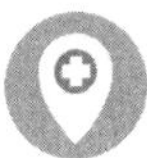

案例三　肠致病性大肠杆菌感染性腹泻

某年 5 月 4 日，某省三甲医院胃肠科接收到一名 5 岁患儿，家长自述患儿于昨日（5 月 3 日）午饭后至今出现呕吐、腹痛、腹泻，已有 8 次，大便性状呈蛋花汤样，发热，体温达 39.6 ℃。医生在紧急处理时，发现患儿家长经常上厕所，经询问后发现患儿家长也出现了腹痛、腹泻症状。之后陆续有 21 位患者来院，年龄在 4 ～ 66 岁之间，症状相似，均为腹痛、腹泻、水样或蛋花汤样便，5 人出现呕吐，19 人有发热，体温在 38.1 ～ 40.1 ℃之间。

请回答以下问题：

问题 1：初步诊断结果、依据和鉴别诊断是什么？

问题 2：临床医生应立即采取哪些措施？

问题 3：面对此类消化道感染病人，医护和疾控中心等工作人员应如何做好自我保护？

问题 4：流行病学现场调查的目的和任务是什么？

现场流行病学调查结果如下：

所有患者中最早出现症状的时间在 5 月 3 日 15 时左右，23 例病人均是同一小区居民，询问病人及其未发病的家人之后发现，病人在家中吃完午饭或晚饭后 2 ～ 5 小时后出现恶心、呕吐、腹泻等症状，遂至医院就诊。发病病人中午或晚上多生食凉拌番茄、黄瓜等蔬菜，其中两名重症患者在食用黄瓜时未清洗，仅用纸巾擦拭后便直接食用。其中部分轻症患者和与患者共桌但未发病的家属则食用炒制或蒸制的蔬菜，未生食。

进一步询问患者及家属发现发病家庭均在同一家社区菜店购买蔬菜，于是工作人员对蔬菜的来源进行了追踪调查。出售蔬菜的社区菜店老板王某在 5 月 3 日早晨，经朋友介绍来到蔬菜批发商张某店中，虽然发现卫生情况较差，但因价格较其他正规批发商便宜，便在此购进西红柿 10 kg、黄瓜 15 kg、生菜 10 kg。工作人员实地调查发现张某店内卫生状况极差，有较多的苍蝇，蔬菜和水果随意堆放在地上，无消毒设施，也无防蝇防鼠等设施。

该批蔬菜在社区菜店王某处还剩余 13 kg，在批发商张某处还剩余 825 kg。根据上述情况，疾控及食品卫生监督人员立即封存所有蔬菜，并通知居民及病人家属，凡购买了这批蔬菜的均不得食用，听候处理。

资料整理分析，三间分布情况如下：

时间：最早出现症状的时间在 5 月 3 日 15 时左右，最后一例出现症状的时间在 5 月 3 日 22 时左右。中间时间不超过 7 个小时，属于暴发。

空间：23 例病人均居住在同一小区，都否认有疫区旅居史、外出旅游史。

人群间：病人年龄在 4 ～ 66 岁，平均年龄 24.2 岁，以 10 岁以下儿童患病居多，不同性别、民族的罹患率差异无统计学意义。病人均在家做饭，近 3 天无外出就餐史。同一家庭内部，未在家吃饭的人未出现症状。

提出假设和验证假设：根据目前资料，疾控中心及食品卫生监督人员认为这是一次食物源性的感染性腹泻暴发流行。为了验证该假设，调查人员对相关材料进行了采样与检验，将所有样品分为三份，一份检测、一份备检和一份留存。调查人员以无菌操作采集病人吃剩的蔬菜 10 份，社区菜店王某处该批蔬菜各 500 g 及其他蔬菜 500 g，蔬菜批发商张某处各类蔬菜各 1 kg，以及病人粪便 23 份。样品均贴标签、包装，并标注采样时间、地点、条件和检验目的。由专人送至疾控中心进行检验。检查结果发现，在这批蔬菜中，黄瓜、西红柿、生菜均检测到大肠埃希菌，病人的粪便、呕吐物也分离得到大肠埃希菌。血清学检测报告符合肠致病性大肠杆菌血清型。

请回答以下问题：

问题 5：确诊诺如病毒感染性腹泻的依据是什么？

问题 6：需进一步完善哪些控制措施？

问题 7：暴发终止后总结报告的主要内容是什么？

参考答案

答案1：

1. 按照患者现病史、症状（大便次数大于等于3次/天）、体征，可初步考虑为感染性腹泻。根据粪便培养结果可知致病菌为肠致病性大肠埃希菌。

2. 感染性腹泻需要与霍乱、伤寒、副伤寒、细菌性痢疾、阿米巴痢疾、非感染性腹泻等疾病鉴别诊断。

（1）霍乱：霍乱由霍乱弧菌侵染所致。霍乱可造成剧烈腹泻，多无腹痛，并且常无里急后重；喷射样呕吐，不伴恶心；呕吐物和腹泻物多为大量米泔水样，少数有洗肉水样便。利用粪便悬滴镜检可以发现运动活泼的弧菌，通过细菌培养发现霍乱弧菌，可以鉴别霍乱与感染性腹泻。

（2）伤寒和副伤寒：伤寒和副伤寒是由伤寒沙门氏菌及副伤寒沙门氏菌所导致，临床表现以持续性高热、玫瑰疹、相对缓脉、肝脾肿大和表情淡漠为主要特征。利用肥达反应和从血、便培养出伤寒沙门氏菌或副伤寒沙门氏菌即可区分伤寒、副伤寒和感染性腹泻。

（3）细菌性痢疾：细菌性痢疾由志贺菌属感染所致，临床表现以脓血便或黏液便较为常见，量少，多有里急后重感，伴畏寒发热。通过粪便培养可检出志贺菌属即可鉴别细菌性痢疾和感染性腹泻。

（4）阿米巴痢疾：由溶组织阿米巴感染所致，临床表现多无发热，腹痛程度较轻，没有里急后重；以带有腥臭味的暗红色果酱样血便为特征。通过粪便镜检找到夏科－雷登结晶和活动的溶组织内阿米巴滋养体即可鉴别阿米巴痢疾和感染性腹泻。

（5）非感染性腹泻：过敏性腹泻常有过敏性物质接触史，药物性腹泻有引起腹泻药物的用药史，以及各种内外科疾病引起的症状性腹泻，可以通过询问病史、用药史等并利用相关检查进行鉴别。

答案2：

（1）进行相关检查确证初步诊断：抽血进行血细胞和生化检查，留取大便及尿液进行常规检查，并进行粪便培养检测细菌和病毒。

（2）治疗措施：住院观察，住隔离病房，对排泄物单独处理。在粪便培养及药敏结果出来前可根据当地微生物谱经验性使用抗生素，结果出来后及时调整为敏感抗生素。对有脱水症状的患者，可根据脱水程度选择口服补液盐或静脉补液。

（3）健康宣教：提醒病人及其家属注意个人卫生，注意饭前、便后要洗手，洗手时间应多于两分钟；不吃生的畜肉类和淡水鱼类食物，不饮生水，对生食的蔬菜水果应彻底清洗，不食用变质过期食物；生熟食应分开放置，盛装食物的厨具、餐具也要注意分类和消毒。

（4）网上填写传染病卡，并在24小时内提交医院疾病预防控制科。

（5）检查结果回报：23名患者粪便镜检均未见寄生虫卵，3名患者粪便潜血阳性，22名患者粪便培养后发现革兰氏阴性杆菌，进一步进行血清学检测后发现为肠致病性大肠埃希菌。血细胞检查回报：17名患者白细胞不同程度增高，其中中性粒细胞升高最为明显。生化检查回报：18名患者 Na^+ 下降，11名患者 K^+ 下降。

答案3：实行消化道传染病防护模式，即接触患者时应穿隔离衣，戴帽、口罩、手套，进入病房应换鞋，及时进行手消毒。对于患者的呕吐物和排泄物，应严格消毒并集中处理。对于患者个人用品、餐具和便器等进行定期消毒，在病房地面、墙壁喷洒消毒液，进行室内灭杀苍蝇和蟑螂等。

答案4：目的包括确认病因、传染源、传播途径、高危人群和暴露因素。首要任务包括收集相关流行病学信息、描述疫情出现的三间分布。

答案5：结合医院对病人的血液检测和粪便培养结果，以及疾控中心的现场流行病学调查和样本检测，判定本次疫情为肠致病性大肠杆菌污染食物引起的感染性腹泻暴发流行。

答案6：将引起感染性腹泻的剩余蔬菜在食品卫生监督员和疾控中心人员的监督下进行销毁；对社区菜店和批发菜店进行全面消杀工作；病人的呕吐物和排泄物集中处理，并要求菜店改善卫生条件，加装防蝇灭鼠设备。对病人、家属和居民进行健康宣教，防止下一次疫情出现，并由首诊医生修改最终诊断为肠致病性大肠杆菌感染性腹泻，重新提交传染病卡，医院审核后上报疾控中心。

答案7：暴发终止后，要及时总结报告。主要内容包括基本情况介绍、暴发概况、现场调查结果、实验室检测结果、流行病学特征（三间分布）、暴发原因、处理经过、应对措施及效果评价、存在的问题和今后工作建议等。

参考文献

［1］范娟，李茂军，吴青，等．儿童感染性腹泻的诊断与管理［J］．中华实用儿科临床杂志，2019，34（15）：1121－1126.

［2］倪鑫，王宝西，王荃，等．儿童急性感染性腹泻病诊疗规范（2020年版）［J］．中国医药科学，2020，10（21）：249－256.

［3］陈洁，万朝敏，孙梅，等．中国儿童急性感染性腹泻病临床实践指南［J］．中华儿科杂志，2016，54（7）：483－488.

［4］Shane A L，Mody R K，Crump J A，et al．2017 infectious diseases society of America clinical practice guidelines for the diagnosisand managementof infectious diarrhea［J］．Clin Infect Dis．2017；65（12）：1963－1973.

［5］Wielgos K，Setkowicz W，Pasternak G，et al．Management of acute gastroenteritis in children［J］．Polski Merkuriusz Lekarski．2019，47（278）：76－79.

（刘　宁）

附：冬季病毒性腹泻的主要病原体及其防治

冬季腹泻病多为病毒性腹泻，是一组由多种病毒引起的急性肠道传染病，临床特征基本类似，临床表现为发热、恶心、呕吐、腹泻等症状，并且排水样便或稀便，部分还伴有腹痛和全身不适等症状。该病具有传播快、传染性强、流行范围广等特点，可在短时间内引起暴发流行。常见的病毒有诺如病毒、轮状病毒、肠腺病毒、柯萨奇病毒、埃可冠状病毒等。

一、诺如病毒感染性腹泻及预防措施

诺如病毒又称诺瓦克病毒（Norwalk Viruses，NV），是人类杯状病毒科（Human Calicivirus，HuCV）中诺如病毒属（*Norovirus*，NV）的原型代表株。它是一组形态相似、抗原性略有不同的病毒颗粒，基因组为单股正链 RNA，直径为 26 ～ 35 nm，无包膜，表面粗糙，球形，呈二十面体对称。根据 VP1 序列的同源性，诺如病毒可分为 GⅠ～ GⅤ五个基因群（genogroup），其中引起人类感染的主要是 GⅠ和 GⅡ群。病人发病前至康复后 2 周，均可在粪便中检测到诺如病毒，但患病期和康复后 3 天内是传染性最强的时期。

诺如病毒感染性腹泻在全世界范围内均有流行，全年均可发生感染。以肠道传播为主，可通过污染的水源、食物、物品、空气等传播。所有人群均易感。常在社区、学校、餐馆、医院、托儿所等处引起集体暴发。感染对象主要是成人和学龄儿童，在寒冷季节高发，海南多发于春节前后。具有发病急、传播速度快、涉及范围广等特点，是引起非细菌性腹泻暴发的主要病因。

（一）临床特征

感染者发病突然，潜伏期多在 24 ～ 48 小时，最短 12 小时，最长 72 小时。主要症状为恶心、呕吐、发热、腹痛和腹泻。儿童患者呕吐普遍，成人患者腹泻为多，24 小时内腹泻 4 ～ 8 次，粪便为稀水便或水样便，无黏液脓血。大便常规镜检 WBC < 15，未见 RBC。原发感染患者的呕吐症状明显多于继发感染者，有些感染者仅表现出呕吐症状。此外，也可见头痛、寒颤和肌肉痛等症状，严重者可出现脱水症状。多数患者发病后 1 ～ 3 天即可康复。如频繁呕吐或腹泻，可导致脱水，引起严重的健康问题，尤其常见于幼小儿童、老年人和基础性疾病患者。

（二）预防措施

（1）注意洗手卫生，勤用肥皂和清水认真洗手。

（2）水要烧开后饮用，不与别人共用水杯。

（3）注意饮食卫生，以免病从口入：①不吃不洁净的食物，不购买街边小店的零食，如烧烤、串串香、凉面等，发霉、变质、过期的食物，苍蝇叮爬过的食物都不能吃；②饭前便后要把双手洗干净；③所有食物应彻底煮熟才食用。

（4）餐具要经常消毒，提倡使用公筷。

（5）感染诺如病毒的儿童应远离厨房或食物加工场所，感染诺如病毒的病人患病期至康复后 3 天内不能加工食物或为其他患者陪护。

（6）一旦发现校内有病人的呕吐物，要先使用消毒液（1000 mg/L 的含氯消毒剂）消毒20分钟后再做清洁处理。物体表面、地面用500 mg/L的含氯消毒剂进行消毒处置。清洁人员要佩戴手套和口罩等防护用品，并在清洁后认真洗手。

二、轮状病毒肠炎及其防控措施

轮状病毒（rotavirus，RV）所致的腹泻，是秋冬季最常见的水源性消化道传染病，可发生流行或大流行，可造成院内感染。病原体轮状病毒是一种双链核糖核酸病毒，属于呼肠孤病毒科，共有7种，以英文字母编号为A、B、C、D、E、F、G。其中，A种是最为常见的一种，人类轮状病毒感染超过90%的病例是该种造成的。轮状病毒对外界有较强的抵抗力，在室温中可存活7个月，在粪便中可存活数日或数星期；它耐酸、耐碱；在55 ℃ 条件下加热30分钟或甲醛可使其灭活。

轮状病毒每年在夏秋冬季流行。病人、隐性感染者及动物是传染源，急性期粪便中有大量的病毒排出，病后持续排毒4 ～ 8天。感染的对象主要是婴幼儿（ <4岁），世界上几乎每个5岁的小孩都曾感染过轮状病毒至少一次，它是婴幼儿腹泻的单一主因。轮状病毒感染途径为粪—口途径，每一次感染后人体免疫力会逐渐增强，后续感染的影响就会减轻，因而成人很少受到其影响。病毒进入人体后，侵入与小肠连结的肠黏膜细胞并且产生肠毒素，肠毒素会引起肠胃炎。

（一）临床特征

最常见的症状是腹泻，大便特点表现为次数多、量多、水分多，呈水样或蛋花样。一般5 ～ 10次/天，重者超过20次/天，多数伴有发热，持续1 ～ 2天。常伴上呼吸道感染症状，易致肝损、心肌损害，为自限性疾病，潜伏期为1 ～ 3天，病程为3 ～ 8天。常并发脱水，多为等渗性脱水、酸中毒及电解质紊乱，严重时会因为脱水而导致死亡。

（二）预防措施

（1）轮状病毒感染性肠炎患者尽量同住一室，做好标识。临床进行日常治疗、护理操作时要尽量放到最后。患儿用过的床单、被套放入专用污物袋，打包送消毒清洗。

（2）做好空气消毒，医务人员做好手卫生，告知家长也要做好手卫生。

（3）地板、室内用具、水龙头、门把手每日用500 mg/L的含氯消毒液擦洗1次；患儿出院后床单位（包括床、床头柜等）用500 mg/L的含氯消毒液擦拭。

（4）将有粪便污染的一次性尿不湿放入黄色塑料袋中，按传染性医疗废弃物处理流程处理。清洁用具，如拖把、扫帚、清洁桶固定专用，用后及时用1000 mg/L的消毒液浸泡30分钟后再清洗。

三、肠腺病毒感染性腹泻及其防控措施

腺病毒（adenovirus）是一种没有包膜的直径为70 ～ 90 nm的颗粒，由252个壳粒呈20面体排列构成。每个壳粒的直径为7 ～ 9 nm。衣壳里是线状双链DNA分子，约4. 7 kb。已知的人体腺病毒有52种，分别命名为ad1 ～ ad52，分为A、B、C、D、E、F 6个亚群。腺病毒可引起呼吸道、胃肠道、尿道和膀胱、眼、肝脏等的感染。

由肠腺病毒引起的腹泻，是仅次于轮状病毒、诺如病毒等病原导致的腹泻。全年可发生，夏季及冬末较多，可以引起暴发流行。侵害对象主要是2岁以内婴幼儿。病毒传染性

强，以粪—口传播为主，也可通过污染的水源、食物传播。患者粪便中可持续排毒 10 ～ 14 天，通常在腹泻停止前 2 天到停止后 5 天排毒。

（一）临床表现

潜伏期多在 3 ～ 10 天，可发生二次感染。主要症状为呕吐频繁、发热、腹泻，部分患儿有腹痛及呼吸道症状等。常见呕吐 1 ～ 12 天后见水样性腹泻，每日数次至数十次，持续 1 ～ 2 周，平均 5 ～ 9 天，少数可延长 3 ～ 4 周。严重者可出现脱水症状。部分患儿伴有鼻炎、咽炎、气管炎等上呼吸道感染等，约 3% ～ 6% 的病例可进展为肺炎。腺病毒肠炎病情一般较轻，多为自限性疾病，少数有严重脱水或伴其他系统感染，需住院治疗。

（二）预防措施

（1）应早期发现患者，及时隔离患者，对密切接触者及疑诊患者实行严密的观察。

（2）注意洗手卫生，用肥皂和清水洗手，尤其是在如厕和更换尿布后，以及每次进食、准备和加工食物前。

（3）加强饮食、饮水及个人卫生，水果和蔬菜食用前应认真清洗。

（4）做好患者粪便的消毒工作，防止饮用水源和食物被污染。

（5）医院要严格做好婴儿区及新生儿室的消毒工作。

（6）如大便不能自控的小儿，应限制其进入日托或学校。

四、病毒性腹泻病的治疗

（1）目前无特效治疗药物。因本病病情轻、病程短、呈自限性，故多可在门诊接受治疗，注意隔离；以饮食疗法和液体疗法等对症治疗为主。

（2）对于腹泻，可用口服补液盐溶液配方纠正和防止脱水。频繁呕吐、不能进食者，中重度脱水、电解质紊乱者可静脉补液治疗。

（3）抗病毒治疗：利巴韦林、干扰素。

（4）胃肠黏膜保护剂：蒙托石散（思密达）。

（5）微生态制剂：枯草杆菌二联活菌散等。

（6）补充元素锌：6 月龄以上，每天补充含元素锌 20 mg，6 月龄以下，每天补充元素锌 10 mg，共 10 ～ 14 天。

（7）支持和对症治疗：营养、补液；纠正脱水、补充电解质等。

（8）饮食调整：现在多主张继续母乳喂养或继续平常已习惯的饮食，有报道去乳糖饮食有利于婴幼儿腹泻的痊愈。

（9）一般不用抗生素，应用抗生素不利于疾病恢复。对重症患者，可以适当选用抗生素。

（欧阳范献）

实践十五　医院军团菌病感染处置

目　的

掌握医院空气传播性传染病的诊疗、处置和现场流行病学调查流程、分析方法。学习如何将微生物学、传染病学、诊断学、流行病学等基础知识用于解决临床问题，培养从临床症状推论病因、从病例的三间分布结合环境样本检测推断传染源、传播途径的多层次、多维度进行综合分析的思维方式。

知识点

（1）医院空气传播性军团菌病的临床特征及其鉴别诊断方式和其感染的临床处置流程。

（2）医院空气传播性传染病的流行病学调查、分析方法，传染源、传播途径推断思路。

（3）医院内感染（简称“院感”）疾病的监测报告流程与时间要求。

（4）医院空气传播性传染源的处置、防控措施。

实践案例分析

1978 年 8 月 10 日至 31 日，国外某市一个急症救护中心的住院患者相继出现 15 名不明原因的非典型性肺炎，同时有 10 名职工因发热、头晕、胸痛而请假休息。这引起了医院疾病预防控制部门的重视。

初步临床调查结果：临床症状多表现为头痛、头晕，喉咙痒或痛、干咳，黏液含血丝，呼吸困难者较多见，有发热（37.6 ～ 39.2 ℃）、胸闷、畏寒、肌肉酸痛、乏力，少数患者可出现胸痛。胸部 X 线表现多为肺实质性浸润阴影，初起为单侧段或单叶发生，进而可增大并延至对侧，其特点为：①胸片影像呈多样性；②多有胸液，多为单侧，量少至中等，少数伴少量心包积液。

请回答以下问题：

问题 1：初步诊断是什么？

问题 2：何为医院内感染？有哪些特点？

问题 3：本次医院内感染暴发流行的初步判断依据是什么？

问题 4：医疗机构院感管理组织的要求、职责及院感预防与控制思路是什么？

问题 5：医疗单位院感管理部门的工作流程是什么？

医院院感管理部门于9月1日介入调查，结果如下：

（1）环境与突发事件。

医院位于市中心，承担全市75万人口的紧急救护工作，有三栋相连的建筑，设有1730张床位，有4790名员工。救护中心每天接待无数访客，有一些人在病房和等候区过夜。

1978年8月8日大雨过后，一场山洪暴发淹没了救护中心的一楼，病人护理区没有受到影响，水在数小时内就被清理干净了。但主冷却塔的泵被烧毁，导致空调暂时中断，医院紧急启用辅助冷却塔。辅助冷却塔已经停运近两年，灌入冷却塔的水没有进行化学消毒处理。医院附近没有进行过翻修、建筑或土方工程。

（2）患者体征及实验室检查结果。

因此病起病慢，且无特征性的临床体征，在前期有误诊，发现时已有25例，25名患者都出现有高热、不适、肌肉痛、头痛、干咳等特点，呼吸困难者较多见，少数患者可出现胸痛、恶心、呕吐、腹泻等消化系统症状。所有患者都有白细胞升高，血、痰常规细菌培养回报无致病菌生长。

胸部X线表现同前述，表现为非典型肺炎。

（3）患者的分布特征。

病例发生在8月11—31日间，病人和职工患者分布无明显的科室聚集性，年龄均大于30岁以上，平均年龄50.8岁，多有高血压、糖尿病等基础疾病。

请回答以下问题：

问题6：临床发现疑似病例时，应采取哪些防治措施？

问题7：初步判定结果及其依据是什么？

问题8：医院感染的报告流程与时限要求是什么？

问题9：医院感染部门需采取哪些紧急防控措施？

9月10日标本结果回报：从冷却塔和3份冷却系统出口水样和9份9月2—5日新发病例的痰标本中分离出嗜肺军团菌，与恢复期病人血清凝集试验呈阳性。由此可以确证此次为军团菌污染冷却系统引起的医院内感染暴发流行。

军团菌为细胞内感染，体外药敏性不能反映体内抗菌效果，理想的抗菌药物应在吞噬细胞内具有一定浓度并能在呼吸道分泌物中保持良好的穿透性。首选红霉素静脉滴注2 g/d，病情好转后改为口服1～2 g/d，重症病人可用红霉素2～4 g/d静脉滴注或1.2 g/d口服，疗程不少于3周；选用抗生素的基本原则是剂量足、疗程足、联合用药（一般为二联），病情特别危重者可以三联用药、静脉途径给药和选用杀菌药物为主。

经进一步的病例对照调查与分析发现，与救护中心相关的病例集中发生在8月中旬至9月初，始发于8月10日，末发病例为9月12日，潜伏期为2～10天，与辅助空调冷却塔使用时间完全吻合。本次暴发共有70名病人和75名员工出现了类似的症状，年龄分布在30～75岁。所有确证与军团相关的39名患者在冷却塔使用其间都在医院或医院附近。所有患者经针对性使用抗生素治疗后均治愈或好转。

参考答案

答案1：初步诊断：①院内感染暴发流行；②非典型性肺炎。

答案2：医院内感染（nosocomial infection、hospital infection）又称医院获得性感染（hospital-acquired infections），是指住院病人在医院内获得的感染，包括在住院其间发生的感染和在医院内获得出院后发生的感染，但不包括入院前已开始或入院时已存在的感染。医院工作人员在医院内获得的感染也属医院感染。

下列情况属于医院感染：①无明确潜伏期的感染，规定入院 48 小时后发生的感染为医院感染；有明确潜伏期的感染，自入院时起超过平均潜伏期后发生的感染为医院感染。②本次感染直接与上次住院有关。③在原有感染基础上出现其他部位新的感染（除外脓毒血症迁徙灶），或在原感染已知病原体基础上又分离出新的病原体（排除污染和原来的混合感染）的感染。④新生儿在分娩过程中和产后获得的感染。⑤由于诊疗措施激活的潜在性感染，如疱疹病毒、结核杆菌等的感染。⑥医务人员在医院工作其间获得的感染。

下列情况不属于医院感染：①皮肤黏膜开放性伤口只有细菌定植而无炎症表现。②由于创伤或非生物性因子刺激而产生的炎症表现。③新生儿经胎盘获得（出生后 48 小时内发病）的感染，如单纯疱疹、弓形体病、水痘等。④患者原有的慢性感染在医院内急性发作。

答案3：①短时间（1 个月）、较小范围内（医院）出现相同或相似症状的患者，发病率显著高于往年（3 倍以上）。②所有患者都与医院有关。

答案4：按《中华人民共和国传染病防治法》和《医院感染管理办法》及医院感染管理相关法律法规的要求，各级医疗机构要配备院感防控人员与机构，一级医院设院感管理员；二级医院设院感管理办公室；三级医院设院感管理科，组织管理执行三级网络管理，院级：医院感染管理委员会（医院感染管理决策机构）——职能部门（医院感染管理部门，制订计划、完善制度、落实监督与指导、反馈整改）——科室医院感染监控小组（落实医院感染监测、消毒隔离及相关防控规范、制度流程）。

医院感染管理科承担以下职责：①日常开展医院感染综合性、目标性及环境卫生学监测；②负责医务及相关人员的医院感染诊断、消毒隔离技术、医疗废物处置等相关知识培训、指导。③开展多重耐药菌监测、抗生素应用管理及职业暴露监测和防护培训、指导。④开展医院感染防控相关流行病学调查，制定医院感染防控工作规划、制度、方案、流程，并组织实施；⑤不定期督促检查，评估防控效果，及时提出纠正意见，严防院感发生。⑥按照医院感染防控要求，协助医院、相关重点科室进行室内布局设计，对消毒药品、一次性医疗器械的使用进行监管，提出督导意见。

工作思路：要预防与控制院感的暴发与流行，需多方位［从人员（医务人员、患者）、材料（器材、设备）、环境（空气、物表）］、多层次［处置前（消毒、灭菌、隔离）、操作中（如无菌操作、个人防护）、处置后（终末消毒、医疗废弃处置）］、采取多种措施、技术，消灭、控制传染源，切断传播途径来预防院感发生，是一个系统工程。

答案5：医院感染监控管理人员日常的主要工作是院感病例的监控，按以下工作流程监测疑似个案，及时验证院感和控制其在医院内暴发流行，如图 15 - 1 所示。

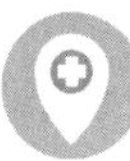

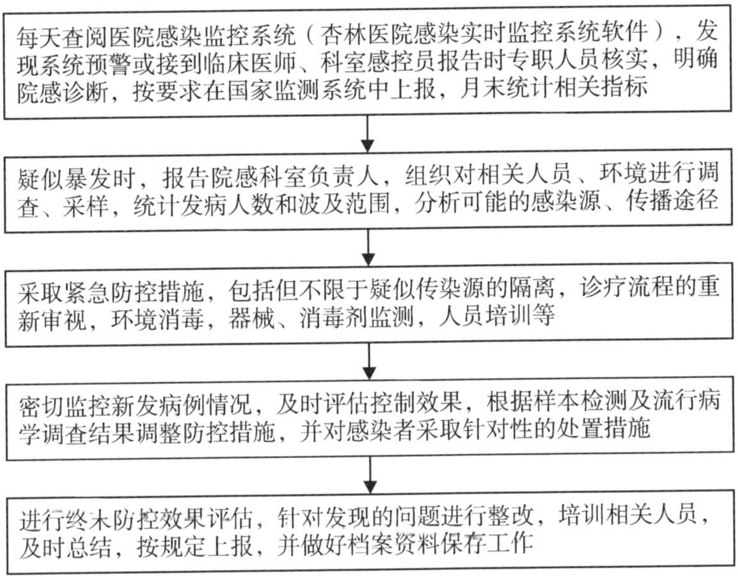

每天查阅医院感染监控系统（杏林医院感染实时监控系统软件），发现系统预警或接到临床医师、科室感控员报告时专职人员核实，明确院感诊断，按要求在国家监测系统中上报，月末统计相关指标

↓

疑似暴发时，报告院感科室负责人，组织对相关人员、环境进行调查、采样，统计发病人数和波及范围，分析可能的感染源、传播途径

↓

采取紧急防控措施，包括但不限于疑似传染源的隔离，诊疗流程的重新审视，环境消毒，器械、消毒剂监测，人员培训等

↓

密切监控新发病例情况，及时评估控制效果，根据样本检测及流行病学调查结果调整防控措施，并对感染者采取针对性的处置措施

↓

进行终末防控效果评估，针对发现的问题进行整改，培训相关人员，及时总结，按规定上报，并做好档案资料保存工作

图 15－1　医疗单位院感管理部门的工作流程

答案6：

（1）依据临床症状、体征、初步感染部位，取相应的样本，如本案例取血、痰（或其他上呼吸道标本）做常规检查、细菌培养及细菌、病毒抗体检测，确定病原体。

（2）同时启动回顾性的医院感染调查程序：调查目的：①确证医院感染，统计发病例数及其分布，确证暴发流行。②寻找传染源和传播途径。③明确病原体，确定防治措施。调查内容：①人口学资料（姓名、性别、年龄、居住地及其详细准确的联系方式等）；②发病过程及其临床体征；③病史及其流行病学史（主要关注近期的行程及与平常不同的事件）；④实验室检查结果；⑤其他有必要说明的事情。

答案7：根据调查分析结果，初步判定是与空调系统相关的呼吸道感染。依据为：

（1）全院性，有共同的感染途径。

（2）以呼吸道症状和肺部感染为主要体征，多为空气传播。

（3）发生在更换冷却塔事件之后。

答案8：经过调查分析确定为不明原因的上呼吸道感染暴发流行时，应立刻启动上报程序和紧急采取防控措施。

报告流程：

按现行医院感染管理制度要求，当发生疑似医院感染时，应及时报告科室负责人，由负责人分析确认后，再电话报告或通过医院网络系统上报给院感管理部门，由管理部门的专职人员现场确认。确认后由其通过外网上报国家监管部门。

时限要求：

（1）医院感染报告时限要求。

依据《医院感染暴发报告及处置管理规范》第三章报告程序第十条要求，医疗机构经调查证实发生以下情形时，应于12小时内向所在地县级卫生行政部门报告，并同时向所在地疾病预防控制机构报告：①5例以上疑似医院感染暴发；②3例以上医院感染暴发。

地方人民政府卫生行政部门确认后，应当于24小时内逐级上报至省级人民政府卫生行政部门。

省级人民政府卫生行政部门接到以下情形报告时，要组织专家进行确证，发生在中医院时，要会同中医药管理局共同审核，确认后，应当在24小时内上报至国家卫健委：①5例以上医院感染暴发；②由于医院感染暴发直接导致患者死亡；③由于医院感染暴发导致3人以上人身损害后果。

省级卫生行政部门和省级中医药管理部门上报国家卫健委和国家中医药管理局的医院感染暴发信息，内容包括：医院感染暴发发生的时间和地点、感染初步诊断、累计感染人数，感染者目前健康状况、主要临床症候群，疑似或者确认病原体、感染源、感染途径及事件原因分析，相关危险因素的主要调查分析结果，采取的控制措施，事件结果及下一步整改工作情况等。

（2）突发公共卫生事件报告时限要求。

经医疗机构确证发生以下情形时，应当按照《国家突发公共卫生事件相关信息报告管理工作规范（试行）》的要求进行报告：①10例以上医院感染暴发事件；②发生特殊病原体或者新发病原体的医院感染；③发生传染病菌种、毒种丢失；④可能造成重大公共影响或者严重后果的医院感染（如重大食物和职业中毒事件）。

具体要求如下：

获得突发公共卫生事件相关信息的责任报告单位和责任报告人，应当在2小时内以电话或传真等方式向属地卫生行政部门指定的专业机构报告，具备网络直报条件的同时进行网络直报；不具备直报条件的，应采用最快的通信方式将《突发公共卫生事件相关信息报告卡》报送属地卫生行政部门指定的专业机构。

接到《突发公共卫生事件相关信息报告卡》的专业机构，应对信息进行审核，确定真实性后，2小时内进行网络直报，同时以电话或传真等方式报告同级卫生行政部门。

接到突发公共卫生事件相关信息报告的卫生行政部门应当尽快组织有关专家进行现场调查核实，如确认为突发公共卫生事件，应根据不同的级别，及时组织采取相应的措施，并在2小时内向本级人民政府报告，同时向上一级人民政府卫生行政部门报告。尚未达到突发公共卫生事件标准的，由专业防治机构密切跟踪事态发展，随时报告事态变化情况。

答案9：案例判定为院感流行后，在疾病控制部门的指导下，医院采取以下紧急防控措施。

环境处理：

（1）从冷却塔取水样送检，做细菌和病毒检测，然后进行消毒处理。

（2）从冷却系统出口取样送检，做细菌和病毒检测，对全院冷却系统进行清洁消毒处理。

（3）加强空气、物体表面消毒（紫外线照射、500 mg/L含氯消毒剂、75%酒精擦拭）。

（4）对住院、就诊病人采取预防措施（戴口罩，勤洗手，加强手消毒）。

（5）密切关注新发病例的情况，采取急性期标本做细菌、病毒培养和血清学检测。

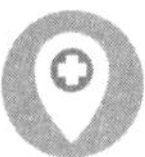

进一步确证病原体：

根据传播途径和症状特征，市疾病控制部门依据2年前在美国费城某酒店暴发的退伍军人肺部感染情形，对水样等相关样本进行军团菌的培养、鉴定，样本经特殊处理后，用缓冲活性炭酵母浸膏加α酮戊二酸琼脂和血清学进行检测（将分离菌与患者血清做凝集试验）。

参考文献

[1] Timotiy J. Dondero, J R., M. D., Robert C. Rendtorff, et al. An outbreak of legionnaires' disease associates with a contaminated air-conditioning cooling tower [J]. N Engl J Med, 1980, 302 (7): 365-370.

[2] Charles E. Haley, Mitchell L Cohen, Janet Halter, R. N, et al. Nosocomial legionnaires' disease: a continuing common-source epidemicat wadsworth medical center [J]. Annals of Internal Medicine, 1979, 90 (4): 583-586.

[3] 刘策，叶芳. 我国社区获得性肺炎病原学分布特点 [J]. 中国医药导报，2016，13 (15): 55-58.

[4] 周连，崔亮亮，陈晓东. 军团病流行特征的研究进展 [J]. 环境与健康，2013，30 (6): 553-556.

[5] 任南，冯丽，文细毛，等. 实用医院感染监测方法与技术 [M]. 长沙：湖南科学技术出版社，2012: 396-405.

（欧阳范献）

附：军团菌病的诊断与防治

一、军团菌病的病原体

军团菌病（Legionnaires' Disease，LD）的病原体为嗜肺军团菌（legionella pneumophilla，LP），因军团菌1976年在美国费城引起多名退伍军人肺部感染，造成了一次肺炎流行而首次受到关注，并于1977年被分离成功。进一步研究发现，其生物学特性和致病性均与以往的病原菌不同，因而于1978年被正式命名为军团菌科（legionelleceae）、军团菌属（*legionella*）、嗜肺军团菌。

军团菌可存在于不同的环境中，包括土壤、地表水、自来水、空调系统的冷凝水、公用喷泉、温泉、浴池等潮湿环境。在蒸馏水中可存活139天，在自来水龙头中可存活1年左右。其生存与相对湿度有密切关系，当相对湿度为80%时，军团菌的稳定性较好，相对湿度为50%时稳定性较差，相对湿度为30%时最不稳定。

军团菌嗜热怕冷，在水温较低、营养贫乏的水体中一般不易繁殖，当温度在31～36 ℃和水中含有丰富的有机物时，可长期存活，甚至定居。且相同菌株倾向存在于一个特定环境中，但在灭菌的自来水中不生长，这可能与军团菌与外环境的某些微生物之间存在共生现象有关。某些细菌可为军团菌生长提供必要的营养成分，某些藻类提取物、蓝天杆菌、黄色杆菌等均能刺激军团菌生长，环境中的原虫可能是自然界军团菌存活、生长繁殖的重要因素，军团菌可在阿米巴原虫体内繁殖而得到保存和保护。

感染后临床可表现为：亚临床型、肺炎型、非肺炎型、肺外炎症型。

军团菌属依生理、生化特性、血清学和遗传学差异，已发现有41种和63个血清型。肺炎型感染绝大多数是由LP所致，有3个亚种，15个血清型，其中以Lp1血清型最常见，Lp6次之，我国已定型者有Lp1、Lp3、Lp5、Lp6、Lp8、Lp9、Lp10等。

二、肺炎型军团菌的传播途径和易感人群

人体可能从社区或医院感染军团菌，多因吸入污染水源所形成的气溶胶或直接接触感染。从现有报道得知，中央空调系统和供水系统是最常见的传染源。易感者以年老、体弱、免疫力低下的人群为主。

三、肺炎型军团菌病的临床特征及其鉴别诊断

1. 临床特征

有高达30%（通常为5%～10%）的感染为亚临床型。肺炎型感染多表现为非典型肺炎，有发病急、高热、不适、肌肉痛、头痛、干咳等特点，早期即可出现多系统受累症状，呼吸困难者较多见，少数患者可出现胸痛，约25%的患者有恶心、呕吐、腹泻等消化系统症状，极期可见不同程度的意识障碍、步态不稳、暂时性肢体软瘫、肌张力增加或震颤等系统症状。重症病例可以发生心、肝、肾功能损害，甚至衰竭死亡，亦可迁延并发肺脓肿。

胸部X线表现主要为肺实质性浸润阴影，初起为单侧段或单叶发生，进而可增大并延

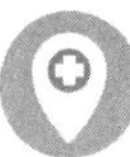

至对侧，其特点为：①胸片影像呈多样性，除大片状阴影，亦可为斑片状、结节状、索条状和网状阴影；②胸液多见，多为单侧，量少至中等，少数伴少量心包积液，有时胸液先于肺实质浸润出现；③肺脓肿达17%，少数形成空洞，在免疫功能低下和用皮质激素者多见，空洞出现迅速但闭合缓慢；④不管在发病时还是恢复期，X 线改变迟于临床症状表现，有的在发病后3 天才出现胸部X 线浸润阴影，有的出现疗效后X 线浸润阴影仍暂时继续进展或吸收缓慢持久，2 周至数周，有的可长达1 年，慢于其他细菌性肺炎。

实验室检查：白细胞计数达（10 ～ 20）$\times 10^9$/L，血沉快，可有镜检血尿、肝功异常、血尿素氮增高、低钠血症和低磷血症，血清肌酸磷酸激酶（CPK）增高。痰、血液和胸腔积液常规培养均为阴性。

确认试验：可采集病人的呼吸道、血、尿、胸水及心包液、剖检样品（脾、肺）及环境样本（水、土）进行细菌培养，除通过观察菌体、菌落形态及生化试验做初步鉴定外，血清学和 PCR 分型鉴定也是必不可少的。用已商品化的血清学诊断试剂盒与分离菌做玻片凝集试验可初步判定，军团病多由嗜肺军团菌1 型和6 型所引起，在空调系统的水中，我国曾有1、3、5、6、8、9、10 型的报告。还可用荧光抗体染色：主要用直接免疫荧光测定法（direct-fluorescence assay，DFA）快速检测支气管涮洗物或剖解组织中的 LP。用 PCR 技术检测水、痰中或分离菌株的嗜肺军团特异 DNA，以确定该菌的存在。

2. 鉴别诊断：应排除其他原因引起的肺炎

（1）首先通过培养与血清学鉴定，区别其他非典型肺炎的病原体，主要指肺炎支原体（Mycoplasma pneumoniae，MP）、肺炎衣原体（Chlamydia pneumoniae，CP）等。

（2）通过细菌培养与血清学鉴定，排除其他细菌性肺炎，包括肺炎链球菌（Streptococcus pneumonia，SP）、流感嗜血杆菌（Haemophilus influenzae，HI）、金黄色葡萄球菌（Staphylococcus aureus，SA）、卡他莫拉菌（Moraxelle catarrhalis，MC）、大肠埃希菌（Escherichia coli，E. coli）、肺炎克雷伯杆菌（Klebsiellia pneumonia，KPN）、表皮葡萄球菌（Staphylococcus epidermidis，SE）、铜绿假单胞菌（Pseudomonas aeruginosa，PA）、鲍曼不动杆菌（Acinetobacter baumanii，AB）等。

（3）通过血清学或 PCR 检测，排除由病毒感染所致的肺炎，包括呼吸道合胞病毒（Respiratory syncytial virus，RSV）、副流感病毒（Parainfluenza virus，PIV）、流感病毒（Influenza virus，IFV）、腺病毒（Adenovirus，ADV）、人鼻病毒（Human rhinovirus，HRV）、冠状病毒（Coronavirus，CoV）、柯萨奇病毒（Coxsackievirus，CA）、埃可病毒（Echovirus，ECHO）、人巨细胞病毒（Cytomegalovirus，CMV）等。

四、肺炎型军团菌病的临床诊断标准

（1）体温 39.2°C 或更高。

（2）肺炎的影像学证据。

（3）未检出其他具有临床意义的细菌。

（4）确诊可用直接荧光抗体（indirect fluorescent antibody，IFA）检测，恢复期血清抗体滴度较急性期滴度由 1∶4 上升到 1∶128 或更高可确诊。当没有急性期血清标本时，如果符合临床诊断，恢复期 IFA 滴度为 256 或更高，可认定为军团菌病，如果滴度为 128，则做出疑似军团病感染的诊断。

五、肺炎型军团菌病的治疗

LP 为胞内感染，因此，体外药敏性往往不能反映体内的治疗效果，理想的抗菌药物应在吞噬细胞内具有一定浓度并能在呼吸道分泌物中保持良好的穿透性。首选红霉素静脉滴注 2 g/d，病情好转后改为口服 1 ～ 2 g/d，重症病人可用红霉素 2 ～ 4 g/d 静脉滴注或 1200 mg/d 口服，疗程不少于 3 周，选用抗生素的基本原则是剂量足、疗程够、联合用药（一般二联），病情特别危重者可以三联用药、静脉途径给药和选用杀菌药物为主。近年来有人主张首次给冲击量（一般为每次用药量的加倍量）有利于迅速达到有效杀菌浓度，实践证明，每隔 4 ～ 6 h 静脉滴注抗生素较用同等剂量 24 h 缓慢静脉滴注收到的效果更好。

不合适的抗生素治疗有氨苄西林等青霉素类、头孢菌素类以及氨基糖苷类等。

六、肺炎型军团菌病的防控措施

（1）与所有呼吸感染性传染病的预防措施一样，戴口罩、勤洗手、保持一定社交距离、室内通风，进行适当的空气消毒是常用措施。

（2）对污染源采取针对性措施是关键，如清洗空调系统，对水、土壤进行清洁消毒处理，对病人采取单人间隔离等。

（欧阳范献）

实践十六　医院职业暴露的紧急处置

目　的

掌握医院职业暴露的概念、评估方法和处置流程。

知识点

（1）如何进行职业暴露的个案登记。
（2）暴露方式的鉴别。
（3）暴露级别的评估。
（4）不同职业暴露的评估、紧急处置、防控措施。
（5）职业暴露后的用药和随访指导。

实践案例分析

2021 年 12 月 30 日，某三甲综合医院骨科医生陈某（男，30 岁）在给患者洪某处理脓肿部位时，食指不慎被针头刺伤。该医生报告科主任后，电话通知感控科工作人员前行现场指导处置。

初步调查：患者洪某入院诊断为慢性骨髓炎，双下肢存在皮肤破溃，伴渗液及化脓。常规输血前三项提示该患者梅毒抗体阳性。

请回答以下问题：

问题 1：是否判定医生陈某为职业暴露？

问题 2：评估为职业暴露的原因有哪些？如何有针对性地采取防控措施？

问题 3：该医生职业暴露如何进行紧急处理？

问题 4：职业暴露级别的判定标准是什么？

问题 5：该医生职业暴露如何进行评估？

问题 6：梅毒职业暴露后如何用药？

问题 7：职业暴露后如何进行随访？

参考答案

答案1：是。职业暴露是指由于职业关系而暴露在危险因素中，从而有可能损害健康或危及生命的一种情况。医务人员职业暴露，是指医务人员在从事诊疗、护理活动过程中接触有毒、有害物质，或传染病病原体，从而损害健康或危及生命的一类职业暴露。而医务人员职业暴露，又分感染性职业暴露、放射性职业暴露、化学性（如消毒剂、某些化学药品）职业暴露，以及其他职业暴露。

答案2：

原因：

（1）没有制定内部安全防护管理制度。

（2）没有遵守安全操作规程。

（3）缺乏自我防护知识与技能。

（4）工作中发生意外，如给艾滋病感染者或艾滋病病人注射时不慎被针头刺破手指，医疗护理和实验室工作中皮肤或黏膜意外被针刺或其他锐器损伤，感染者分泌物或血液意外溅入工作人员的眼、鼻、口中等。

防控措施：

（1）加强该患者病房、床单位（床头柜）等日常消毒清洁。

（2）加强为该患者做治疗的医护人员防护，如护士日常护理带防护手套、医生常规换药严格遵循无菌观念等。

答案3：

针对本案例：

该医生被刺伤后应立即在流动水下冲洗，挤出伤处血液，采用安尔碘消毒，上报院感科后，经专业的公卫医生评估暴露级别。当日立即予0.9%氯化钠8 mL配苄星青霉素注射液240万单位分两侧臀部肌注，每周一次，连续2周。并于当日抽血进行梅毒抗体的血清学检测。同时嘱该医生分别于6周、10周后复查梅毒抗体，密切观察。

常规紧急处理方式：

（1）刺激出血：职业暴露的紧急处理，只要情况允许，应施行急救。如皮肤有伤口，应当反复轻轻挤压，尽可能挤出损伤处的血液。

（2）肥皂和清水冲洗伤口或玷污的皮肤。如果是黏膜暴露，应用生理盐水（或清水）反复冲洗。

（3）受伤部位的消毒与包扎：伤口应用消毒液（如75%酒精、2000 mg/L次氯酸钠、0.2%～0.5%碘伏等）浸泡或涂抹消毒，并包扎伤口。

答案4：

一级暴露：

（1）暴露源为体液、血液或者含有体液、血液的医疗器械、物品。

（2）暴露源沾染了有损伤的皮肤或黏膜，暴露量小且暴露时间短。

二级暴露：

（1）暴露源为体液、血液或者含有体液、血液的医疗器械、物品。

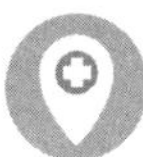

（2）暴露源沾染了有损伤的皮肤或黏膜，暴露量大且暴露时间较长；或者被暴露源刺伤、割伤，但损伤较轻，为表皮擦伤或针刺伤。

三级暴露：

（1）暴露源为体液、血液或者含有体液、血液的医疗器械、物品。

（2）被暴露源刺伤或割伤，损伤程度较重，为深部伤口，或者割伤物上有明显可见的血液。

注：体液包括羊水、心包液、胸腔液、腹腔液、脑脊液、滑腔液、脓液、阴道分泌物等人体物质。

答案5：

（1）检测暴露源：应立即检测暴露源，如该患者梅毒抗体阳性。感染源不明时最好做快速试验，因其结果可在几十分钟内得到。如果暴露源有急性 HIV 综合征的症状，应同时检测 HIV 病毒载量。

（2）监测职业暴露者：本病案中职业暴露的医生陈某应于当日抽血进行梅毒抗体的血清学检测。如果暴露源（即该患者）输血前三项提示 HIV 阳性则抽取梅毒血清留样备用，必要时进行血常规、血生化、肝肾功能、乙肝及丙肝病毒标记物检查，以备监测药物的毒副作用。如果暴露源为吸毒、监狱在押等危险度高的人员建议补抽检丙肝抗体、乙肝抗体、梅毒（RPR，TPPA）。

（3）由专业医师确定暴露级别为二级暴露、确定暴露源头严重程度，以便确定职业暴露后药物预防的方案。填写职业暴露人员个案登记表。

答案6：

（1）在暴露后预防性用药应立即开始，最好在暴露后 1 ～ 2 小时之内。如果是感染危险性很高的暴露者如暴露源为 HIV，即使间隔时间很长（比如 1 ～ 2 周），也应考虑使用预防性治疗，因为即使不能防止感染，早期治疗对 HIV 急性感染也有好处。预防性用药时间应持续 4 周。

（2）如果出现主观的或客观的毒副作用，应在专家的指导下，减少剂量或换用药剂，并详细记录药物副作用情况。

（3）育龄期妇女使用 AIT、ABC 和施多方作为预防用药其间，应避免或终止妊娠。

答案7：

（1）职业暴露登记制度：医生陈某详细填写“职业暴露个案登记表”，对职业暴露情况进行登记、保存和上报（详见本实践附件）。

（2）监测职业暴露者：嘱医生陈某分别于 6 周、10 周后复查梅毒抗体，密切观察。如果是感染危险性很高的暴露者如暴露源为 HIV，暴露后 1 年内要定期监测 HIV 抗体，即分别在暴露后 4 周、8 周、12 周、6 个月监测。

（3）嘱医生陈某安全性行为 1 年。

附件1　职业暴露报告、处理管理流程

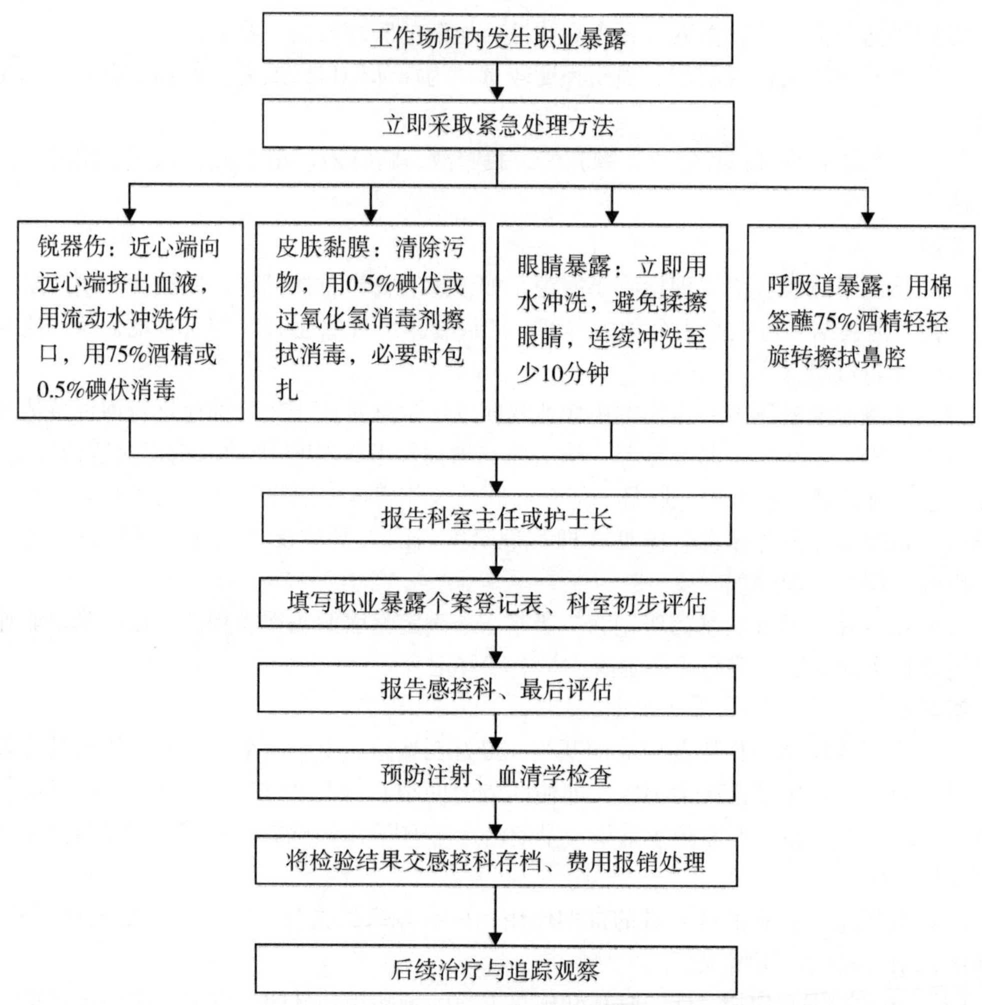

图16－1　职业暴露报告、处理管理流程

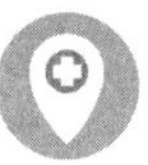

附件2　职业暴露个案登记表

XXX 医院

职业暴露个案登记表

一、基本情况

科室	骨科	姓名	陈××	性别	男	年龄	30
职业	(1) 医生☑　(2) 护士□　(3) 助产士□　(4) 技师□　(5) 行政人员□						
	(6) 护理员□　(7) 保洁员□　(8) 其他□						
发生时间	2021/12/27 17：50		发生地点	病房			

二、暴露方式

(一) 接触暴露			
1. 皮肤	(1) 无破损☑ (2) 有破损□	2. 黏膜	(1) 眼□　(2) 口腔□　(3) 鼻腔□
3. 接触部位	食指	4. 接触面积：0.1 cm^2	
5. 暴露量和时间	(1) 量小、暴露时间短☑　(2) 量大、暴露时间长□		
6. 污染物来源	(1) 血液☑　(2) 各种体液□　(3) 其他：		
(二) 针刺或锐器割伤			
1. 何种器械	(1) 空心针☑　(2) 实心针□　(3) 其他器械□		
2. 损伤程序、危险度	(1) 表皮擦伤、针刺低危☑　(2) 伤口较深、器械上可见血液高危□		
3. 污染物来源	(1) 血液☑　(2) 含血体液□　(3) 其他□		
(三) 其他方式			
致伤方式：(1) 抓伤□　(2) 咬伤□　(3) 其他☑		破损、出血：(1) 有☑　(2) 无□	

三、暴露源严重程度

患者姓名	洪××	性别	男	年龄	44	确认时间	2021/12/30 17：50
暴露源血源传播性疾病情况	(1) 艾滋病□　(2) 乙肝□　(3) 丙肝□　(4) 无感染□　(5) 不清楚☑						
	(6) 其他□						
艾滋病病毒载量	(1) 滴度低□　(2) 滴度高□　(3) 不详□					CD4 细胞计数：	
艾滋病患者病情	(1) 有症状□　(2) 无症状□　(3) 艾滋病期□						
乙肝实验室标本	(1) HBsAg□　(2) HBeAg□　(3) HBcAb□　(4) HBsAb□　(5) HBeAb□						
丙肝实验室标本	(1) Hcv-Ab□　(2) Hcv-RNA□						
其他：梅毒							

四、暴露后紧急处理

（一）皮肤	1. 清水冲洗☑	2. 是否用肥皂：是☑否□
	3. 是否挤出伤处血液：是☑否□	4. 消毒药物：安尔碘
	5. 冲洗时间：30 min	
（二）黏膜	1. 生理盐水☑	2. 清水□
	3. 其他液体：	4. 冲洗时间：30 min

五、评估

暴露级别	（1）1 级暴露□	（2）2 级暴露□	（3）3 级暴露□
评估人	张 × ×		

六、暴露后的血清学追踪检测

抗 HIV	当日	4 周	8 周	12 周	6 个月
HBSAg	当日	3 个月	6 个月		
抗 HCV	当日	3 周	3 个月	6 个月	
梅毒抗体	当日	6 周	10 周		

暴露者签字：

暴露见证者签字：

科室审核：

填表时间：

联系电话：

专科主任指导和用药或基层医疗机构培训材料指导

专科主任或职能部门签名：

备注：此表一式两份，一份在一周内送医院感染管理科备案，另一份科室存档（包括患者的相关资料和被暴露者的检测基本水平），按追踪时间表复查的检测结果送到医院感染管理科及科室自行保存相关资料。

（左敏芳）

实践十七　医院呼吸机相关性肺炎处置

目　的

掌握呼吸机相关性肺炎（ventilator associated pneumonia，VAP）的定义、现场流行病学调查和处置原则。学习如何将本科阶段学习到的微生物学、诊断学、流行病学基础知识用于解决临床问题，培养从临床症状推论病因、从病例的三间分布结合环境样本推断传染源、传播途径的多层次、多方面、综合分析的思维方式。

知识点

（1）呼吸机相关性肺炎的定义。

（2）医院聚集性呼吸机相关性肺炎暴发的现场调查、判定、处置流程。

（3）呼吸机相关性肺炎院内暴发时传染源、传播途径推断。

（4）多重耐药菌防控措施。

实践案例分析

某年7月3—19日，某省三甲医院重症医学科（ICU）有4名患者陆续出现咳嗽、咳痰、呼吸困难等下呼吸道感染症状。科室怀疑为医院内感染，医院感染管理科工作人员接到电话报告后，立即前往现场调查核实，获得相关信息如下。

患者A，男，37岁，7月3日因意识障碍15天入住ICU。主要表现为意识障碍，伴发热，体温最高39 ℃，血压180/95 mmHg，痰液较前明显增多，脓黄痰为主，呼吸急促。入院前，该患者经外院治疗后带气管插管导管入院，气管插管导管头标本检出耐碳青霉烯鲍曼不动杆菌。入院诊断：脑干出血、脑梗死、肺部感染、高血压3级等。

患者B，男，81岁，5月24日因间断性双侧腰部疼痛不适60余年，加重一月，入住泌尿外科。入院诊断：右输尿管上段结石、左肾结石、高血压3级、2型糖尿病。诊疗经过：6月1日在泌尿外科行右肾根除术，切除病肾及肾门淋巴结送病理检查（病理结果诊断：鳞状细胞癌），6月13日转入肿瘤外科，6月17日痰培养提示有热带念珠菌感染。患者6月26日呼吸困难，行气管插管接呼吸机辅助呼吸。7月7日患者病情加重转ICU，7月13日拔除气管插管。

患者C，男，34岁，7月9日因外伤昏迷3天入住ICU，行气管插管接呼吸机辅助呼吸。入院诊断：①蛛网膜下腔出血；②双肺挫裂伤。查体：体温37.4 ℃，脉搏18次/分，呼吸频率116次/分，血压131/68 mmHg，神志昏迷，左侧瞳孔对光反射灵敏，右侧瞳孔对光迟钝。双下肺呼吸音稍粗，双下肺可闻及少量湿性啰音。辅助检查：头部、胸部、腹部 CT（07－07）提示：①右侧放射冠、双侧额叶脑挫伤并小血肿，蛛网膜下腔出血，右侧额颞部软组织挫伤；②疑似双肺挫伤，右侧胸腔少量积液；③右侧锁骨中段、多发右侧肋骨、多发胸椎右侧横突骨折，右侧肩胛骨粉碎性骨折，胸背部软组织挫伤；④全腹部未见明显异常。7 月 12 日，痰多不易吸出，呼吸急促，予以纤支镜检查＋灌洗。7 月 16 日拔除气管插管。

患者 D，男，69 岁，7 月 16 日因腹痛半天、呕吐 3 次入住消化内科，入院诊断：急性胰腺炎。患者腹部疼痛，以剑突下及右下腹为主，呈阵发性剧痛，与体位无关，伴有恶心、呕吐 3 次，呕吐物为胃内容物，无咖啡样物，无畏寒、发热，无咳嗽、咳痰。查体：神志清楚，查体合作，急性面容。辅助检查：门诊腹部 CT 示：①急性胰腺炎；②胆囊结石；③肝内多发囊性病变；④双侧肾上腺结合部低密度结节，腺瘤？⑤左肾及左输尿管上段结石，左肾萎缩，左肾多发囊性灶；⑥前列腺钙化；⑦双肺气肿，双肺下叶少许炎症；⑧左肺下小结节；⑨双侧胸膜肥厚。血生化示（07－16）：淀粉酶 1331U/L，白细胞 19.30 $\times 10^9$/L，中性粒细胞绝对数 17.43 $\times 10^9$/L，中性粒细胞百分数 90.3%。7 月 17 日患者出现神志模糊，呼吸急促，心率偏快，腹胀明显，少尿。患者病情加重，转 ICU 治疗。7 月 18 日行气管插管接呼吸机辅助呼吸。8 月 1 日拔除气管插管。

ICU 医生临床常规处置如下：

（1）抽血做常规检查，另用专用采样管、杯采集感染部位相关（痰、气管导管头、肺泡灌洗液等）标本各一份，进行细菌培养。

（2）治疗措施：抗感染治疗，对症支持治疗，必要时行器官支持治疗，如呼吸机辅助呼吸等。

检查结果回报：

患者 A：7 月 3 日气管插管导管头标本检出耐碳青霉烯鲍曼不动杆菌，血培养无菌，7 月 6 日至 16 日痰培养检出耐碳青霉烯鲍曼不动杆菌，7 月 3 日至 17 日白细胞总数增高（均 $>11 \times 10^9$/L），全程 C—反应蛋白（FR－CRP）升高（均 >15 mg/L，初入院时为 80 mg/L），7 月 3 日至 8 日中性粒细胞均比率升高，淋巴细胞、嗜酸性粒细胞比率下降或正常。

患者 B：7 月 7 日肺泡灌洗液培养检出热带念珠菌，7 月 9 日肺泡灌洗液、痰培养检出耐碳青霉烯鲍曼不动杆菌，6 月 26 日至 7 月 12 日白细胞总数增高（均 $>11 \times 10^9$/L），降钙素原升高（在 4 ～ 20 ng/mL 之间波动），中性粒细胞均比率升高，淋巴细胞、嗜酸性粒细胞比率下降。

患者 C：7 月 9、10 日痰培养、血培养未检出菌，7 月 12、14、16 日痰培养检出耐碳青霉烯鲍曼不动杆菌，7 月 9 日至 22 日白细胞总数增高（均 $>11 \times 10^9$/L），中性粒细胞均比率升高，淋巴细胞、嗜酸性粒细胞比率下降，7 月 10 日 FR－CRP 166.71 mg/L，降钙素原 >0.10ng/mL。

患者 D：7 月 20、23、24、25 日肺泡灌洗液和痰培养检出耐碳青霉烯鲍曼不动杆菌，住院其间 FR－CRP 升高（在 150 ～ 250 mg/L 间波动）、降钙素原升高（在 5 ～ 20ng/mL 之间波动），白细胞总数增高（均 $>10 \times 10^9$/L），中性粒细胞均比率升高，淋巴细胞、嗜

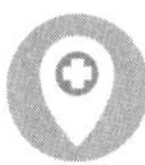

酸性粒细胞比率下降或正常。

4 名患者体温变化如图 17－1 所示。

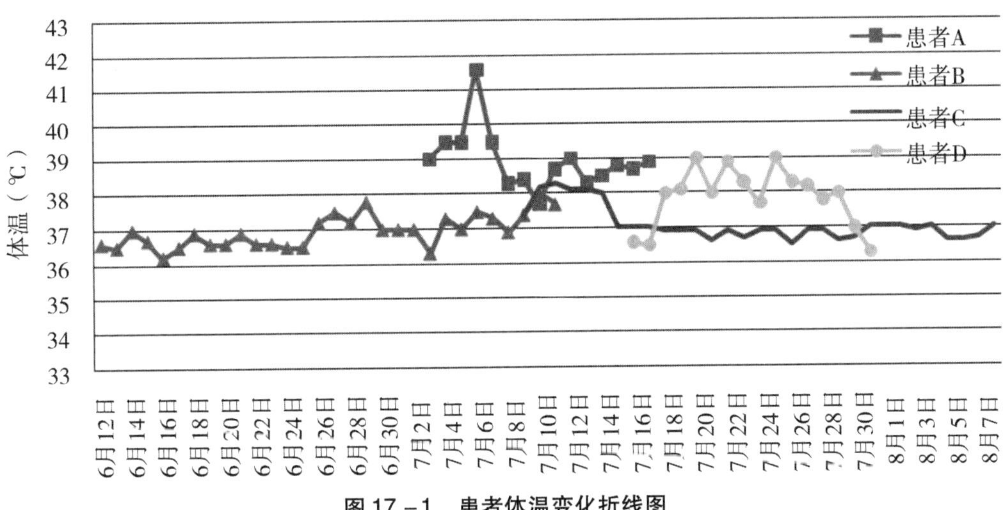

图 17－1　患者体温变化折线图

请回答以下问题：

问题 1： 经院感和临床医师判定为呼吸机相关性肺炎，请列出 4 名患者的感染时间、感染部位及依据。

问题 2： 请判断 4 名患者的感染性质是医院获得性感染还是社区获得性感染，并简述判断依据。

问题 3： 出现疑似耐药菌感染导致的医院内呼吸机相关性肺炎时，临床科室应如何处置？

问题 4： 疑似医院感染聚集性事件应急预案的主要内容是什么？

问题 5： 针对呼吸机相关性肺炎院内暴发的现场流行病学调查与分析内容是什么？

问题 6： 如何评价控制措施的效果？

参考答案

答案1：主要是通过查阅病程记录、寻找感染的体征、检测证据、判定感染的时间来明确感染的部位。呼吸机相关性肺炎的定义：建立人工气道（气管插管或气管切开）并接受机械通气时所发生的肺炎，包括发生肺炎48小时内曾经使用人工气道进行机械通气者。4名患者存在感染、感染时间、部位的依据如下。

（1）患者A：呼吸机相关性肺炎，时间为7月3日。依据：7月3日发热，体温最高为39 ℃，痰液较前明显增多，脓黄痰为主，呼吸急促，炎症指标升高。气管插管导管头标本检出耐碳青霉烯鲍曼不动杆菌；7月6—16日痰培养检出耐碳青霉烯鲍曼不动杆菌，

（2）患者B：①下呼吸道感染，时间为6月17日。依据：6月17日痰培养提示有热带念珠菌感染，患者6月26日呼吸困难，行气管插管接呼吸机辅助呼吸，7月7日肺泡灌洗液培养检出热带念珠菌，炎症指标升高。②呼吸机相关性肺炎，时间为7月9日。依据：7月9日肺泡灌洗液、痰培养检出耐碳青霉烯鲍曼不动杆菌，炎症指标升高，发热，有下呼吸道症状，另外6月26日呼吸困难，行气管插管接呼吸机辅助呼吸。所以患者存在肺炎，且患者于6月26日行气管插管接呼吸机辅助呼吸至7月12日未拔管。

（3）患者C：呼吸机相关性肺炎，时间为7月12日。依据：患者7月9日因外伤入院，肺部挫伤，考虑可能创伤性湿肺，入院前2天痰培养、血培养无菌，入院第4天起，患者痰多不易吸出，7月12、14、16日痰培养检出耐碳青霉烯鲍曼不动杆菌，7月9日至22日白细胞总数增高（均 $>11\times10^9$/L），中性粒细胞均比率升高，淋巴细胞、嗜酸性粒细胞比率下降，7月10日FR－CRP为166.71 mg/L，降钙素原 $>$0.10ng/mL。患者于7月9日行气管插管接呼吸机辅助呼吸至7月16日未拔管。

4. 患者D：呼吸机相关性肺炎，时间为7月20日。依据：入院时CT示双肺气肿，双肺下叶少许炎症，但是无咳嗽、咳痰等肺部感染症状，入院第2天病情加重，7月20、23、24、25日肺泡灌洗液和痰培养检出耐碳青霉烯鲍曼不动杆菌，住院其间FR－CRP升高（在150～250 mg/L间波动）、降钙素原升高（在5～20 ng/mL之间波动）、白细胞总数增高（均 $>10\times10^9$/L）、中性粒细胞均比率升高，淋巴细胞、嗜酸性粒细胞比率下降或正常。所以患者存在肺部感染，且患者于7月18日行气管插管接呼吸机辅助呼吸，8月1日拔除气管插管。

答案2：

（1）患者A：社区感染，依据：7月3日入院，入院当天既有明显的下呼吸道感染症状，该患者经外院治疗后带气管插管导管入院，且气管插管导管头标本检出耐碳青霉烯鲍曼不动杆菌。

（2）患者B：6月17日的下呼吸道感染属于医院获得性感染，依据：根据《医院感染诊断标准（试行）》，无明确潜伏期的感染，规定入院48小时后发生的感染为医院感染；有明确潜伏期的感染，自入院时起超过平均潜伏期后发生的感染为医院感染。而患者5月24日入院，入院时无下呼吸道感染症状，入院超过48小时后发生感染，所以属于医院获得性感染。

7月9日的呼吸机相关性肺炎属于医院获得性感染，依据：入院超过48小时后发生感

染，6 月 17 日的下呼吸道感染，考虑是由于热带念珠菌导致的（6 月 17 日痰培养提示有热带念珠菌感染），7 月 9 日的呼吸机相关性肺炎考虑是由耐碳青霉烯鲍曼不动杆菌所致，所以是由病原菌变化所导致的再次院内感染。

（3）患者 C、D：呼吸机相关性肺炎属于医院获得性感染，依据：根据《医院感染诊断标准（试行）》，无明确潜伏期的感染，规定入院 48 小时后发生的感染为医院感染。

答案 3：科室短时间内出现 4 例与呼吸机相关的耐碳青霉烯鲍曼不动杆菌导致的感染病例，临床科室应采取如下措施。

（1）积极实施医疗救治，保障医疗安全，妥善安置病人等。

（2）及时主动地将情况上报给院内相关管理部门，如医务、感染控制等部门，核实感染及流行风险，决定是否启动聚集性医院感染事件/疑似医院感染暴发事件应急预案。

（3）根据《卫生部办公厅关于加强多重耐药菌医院感染控制工作的通知》（卫办医发〔2008〕130 号）的要求采取有效预防控制多重耐药菌传播的措施。

（4）根据高危因素采取临时性的防控措施，如将感染患者隔离管理，根据患者情况评估拔管指征等。

（5）按照细菌培养结果，选用敏感的抗生素积极救治患者。

（6）配合感染控制科工作人员开展现场流行病学调查，进行环境卫生学检测，寻找可能的传播途径。

答案 4：经院感、临床专家讨论，确定为疑似医院感染聚集性事件后，医院启动相应的应急预案，应急预案主要内容如下。

（1）组织构架及职责：明确组织构架及职责，便于在发生疑似医院感染聚集性事件时，各部门及人员能迅速做出正确反应，及时采取措施控制感染扩散等。

（2）上报流程。

（3）处置工作：及时采取有效处理措施，控制感染源，切断传播途径，积极实施医疗救治，保障医疗安全。及时开展现场流行病学调查、环境卫生学检测以及有关标本采集、病原学检查、妥善安置病人等工作。

有效控制措施包括但不限于以下几点。

①根据发生医院感染暴发的特点，切断其传播途径。如尽早拔除有创呼吸机管路、对环境或可疑污染的物品等进行有效的消毒或灭菌处理，检测合格后方能使用。对感染者进行标示和分区管理等，其措施应遵循医院隔离技术标准 WS/T 311。

②对密切接触的其他患者、医院工作人员、陪护、探视人员等进行病原学检测和医学观察，观察至该病的最长潜伏期或无新发感染病例出现为止，以便做到早发现、早诊断、早隔离、早治疗。

③依据药敏结果使用敏感性药物进行针对性治疗，并采取其他必要措施积极救治感染患者。

④对有严重疾病、多种基础疾病或免疫功能低下的患者应采取保护性隔离措施，在需要的情况下可实施特异性预防保护措施，如接种疫苗、预防性用药等。医务人员也应按照相关要求做好个人防护。

⑤采取多种途径提高科室医务人员防控意识，减少患者可能发生院内感染环节/风险。

（4）总结。相关部门写出调查报告，总结经验教训，制定防范措施。

答案5：为进一步确证院感判断，明确传播途径，感控人员还需开展现场流调，内容如下。

（1）开展现场流行病学调查具体包括：确定调查范围和病例定义；开展病例搜索，进行个案调查。具体如下。

①确定调查范围和病例定义，内容包括：时间、地点、人群分布特征，流行病学史，临床表现、发病经过、诊治过程和（或）实验室检查结果等。病例定义可进行修正；病例搜索时，可侧重灵敏性；确定病因时，可侧重特异性。

②通过查阅病历资料、实验室检查结果等各种信息化监测资料以及临床访谈、报告等进行病例搜索。

（2）查阅呼吸机相关性肺炎的流行病学相关文献资料等，制定具有针对性的调查分析方案。

鉴于不同地区经济发展/医院管理水平、病人类型、诊断标准的差异，VAP 发病率波动很大，在 5% ～ 40% 间。

引起 VAP 的病原微生物多种多样，且受到诸多因素影响，比如：机械通气时间、ICU 滞留时间、住院时间、抗生素暴露情况、当地 ICU 情况、当地流行病学等。引起 VAP 常见的革兰氏阴性菌包括：铜绿假单胞菌、大肠杆菌、肺炎克雷伯菌、不动杆菌菌属。金黄色葡萄球菌是 VAP 最常见的革兰氏阳性菌。厌氧菌所致的 VAP 比较罕见。根据 VAP 出现的时间，可以分为早发型 VAP 和迟发型 VAP。早发型 VAP 指的是住院 2 天之后、5 天之内发生的 VAP。这部分患者往往没有接受抗生素治疗、没有基础疾病，他们的 VAP 的病原菌多是非耐药菌，比如肺炎链球菌、流感嗜血杆菌、甲氧西林敏感的金葡菌、敏感的肠杆菌（大肠杆菌、肺克、黏质沙雷菌、变形杆菌）。晚发型的 VAP 指的是住院 5 天之后出现的 VAP。晚发型 VAP 和高危因素患者的 VAP（长期抗生素暴露、免疫力低下、长期住院、导管较多等）常常会是多重耐药菌感染（MDR）。有一些早发型 VAP 患者也会是多重耐药菌感染，这时候他们往往在住院前的 90 天内接受了抗生素治疗。MDR 感染的危险因素还有：MDR 感染或定植病史、肾脏替代、感染性休克、急性呼吸窘迫综合征（ARDS）等。如果当地容易出现 MDR，那么当地的环境也应当被当作是一个危险因素。目前，肠杆菌科有很多都会产超广谱 β 内酰胺酶（ESBLs）或/和 AmpC 酶，对三代、四代头孢耐药。而且，越来越多的肠杆菌科产碳青霉烯酶。病原微生物中铜绿假单胞菌的比例在升高，导致 VAP 的鲍曼不动杆菌中有 1/2 到 2/3 是耐碳青霉烯的。随着多粘菌素使用越来越广，其耐药性也在增加。而且，VAP 可以由多种病原菌引起，使得治疗非常困难、复杂。一般来讲，真菌很少引起 VAP。在引起 VAP 的真菌中，白假丝酵母菌最为常见，其定植在下呼吸道会影响 27% 的机械通气患者，使得这部分患者更容易出现细菌感染，但这仍需进一步的论证。此外，一些病毒比如流感病毒、呼吸道合胞病毒等，也可以引起 VAP。如果反复培养阴性但临床症状仍旧恶化，就要考虑病毒感染的可能。

VAP 发生的危险因素主要包含患者的易感因素（包括严重的感染、低蛋白血症、恶性肿瘤、免疫抑制等）、环境因素（病房空间、人员/空气流动性等）以及治疗因素（抗感染治疗不当、侵入性操作不当、缺乏无菌操作意识等）三类。

（3）采集科室工作人员、住院病人的痰、手及环境卫生学标本（呼吸机内外管路、呼吸机回路雾化器、吸痰管、湿化罐、冷凝水等）进行病原学检查，佐证病原体及传播途径。

（4）对发病人数，病例发生的起始、持续时间、地点、人群分布特征及其临床症状、诊疗过程（用药/操作等）、既往的科室感控管理等方面进行分析，判定是否与检出的病原体的致病特点、流行特性相符，以佐证传染源及其可能的传播方式或途径。

（5）计算罹患率，与同期其他区域、科室或前期比较，医院确认有院感爆发的存在，具体标准如下。

①短时间内的罹患率高于同期或前期 3 倍以上，即可认定为暴发。

②应排除因实验室检测方法或医院感染监测系统监测方法等的改变而造成的医院感染假暴发。

答案 6：

（1）1 周内不继续发生新发同类感染病例，或发病率恢复到医院感染暴发前的平均水平，说明已采取的控制措施有效。

（2）若医院感染新发病例持续发生，应分析控制措施无效的原因，评估可能导致感染暴发的其他危险因素，并调整控制措施，如暂时关闭发生暴发的病房或区域，停止接收新入院患者；对现住院患者应采取针对防控措施。感染扩散至多个病区且情节较严重者，应报其主管卫生行政部门后采取停业整改等措施。

参考文献

［1］张艳霞，阿依提拉·卡德尔，杨环，等．多药耐药鲍氏不动杆菌医院感染暴发事件调查与干预［J］．新疆医学，2017，47（4）：3.

［2］陈兰，王导新．呼吸机相关性肺炎的预防进展［J］．现代医药卫生，2015，31（20）：3.

［3］谢剑锋，邱海波．ICU 内呼吸机相关性肺炎的临床流行病学［J］．中华内科杂志，2019，58（5）：1.

［4］房艳红．呼吸机相关性肺炎的流行病学和诊断进展［J］．医学理论与实践，2017，30（2）：3.

（刘海珍）

实践十八　环境消毒与个人卫生防护

目　的

通过案例分析，理解消毒和消毒学的基本概念，掌握消毒剂现场消毒效果鉴定方法和操作步骤，掌握包括在医疗卫生机构、企业、交通运输业、集中隔离点和疫源地等特定场所的消毒防护方法，理解环境卫生消毒与个人卫生防护在疫情防控中的重要作用。

知识点

消毒、消毒剂的定义；常用消毒剂的分类；随时消毒、终末消毒的概念；疫源地消毒、消毒效果评价方法；突发公共卫生问题其间消毒剂的合理使用与注意事项；客运场站及交通运输工具、患者收治医院、集中隔离点、企业、学校等特殊机构、场所的消毒与个人卫生防护及医疗废弃物的消毒处理方法、要求。

一、疫情流行其间的消毒原则

灭菌是杀灭所有微生物的方法或措施；消毒是杀灭微生物繁殖体、降低感染、达到无害化的方法与措施。

消毒剂是用于杀灭或减少传播媒介上的微生物，达到消毒或灭菌要求的制剂。消毒剂可以分为多种类型，如按有效成分，可分为醇类、含氯类、含碘类、胍类、酚类、过氧化物类消毒剂和季铵盐类消毒剂等；按用途可分为物体表面、医疗器械、空气、手、皮肤黏膜消毒剂等；按杀灭微生物能力可分为高、中、低水平消毒剂。

在疫情其间，应合理使用消毒剂，遵循“五加强七不宜”，真正做到切断传播途径，控制传染病流行。“五加强”：隔离病区、病人住所进行随时消毒和终末消毒；医院、机场、车站等人员密集场所的环境物体表面增加消毒频次；对高频接触的门把手、电梯按钮等加强清洁消毒；垃圾、粪便和污水进行收集和无害化处理；做好个人手卫生。“七不宜”：不宜对室外环境开展大规模的消毒；不宜对外环境进行空气消毒；不宜直接使用消毒剂（粉）对人员进行消毒；不宜对水塘、水库、人工湖等环境投加消毒剂（粉）进行消毒；不宜在有人的条件下对空气（空间）使用化学消毒剂消毒；不宜使用戊二醛对环境进行擦拭或喷雾消毒；不宜使用高浓度的含氯消毒剂（有效氯浓度大于 1000 mg/L）做预防性消毒。

请回答以下问题：

问题 1：消毒剂可分为哪些类别？

问题 2：传染病疫情防控其间，应合理使用消毒剂，遵循“五加强七不宜”，真正做

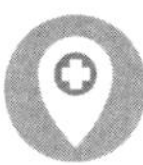

到切断传播途径，控制传染病流行。请介绍“五加强七不宜”的具体内容以及何为随时消毒和终末消毒。

二、传染病流行其间客运场站的疫情防控及交通运输工具消毒

据报道，2020 年 7 月 1 日至 8 月 31 日，全国铁路累计发送旅客 4.56 亿人次，其中，8 月发送旅客 2.49 亿人次，较 7 月增加 4250.2 万人次，客流不断回暖。8 月 29 日，全国铁路发送旅客 967.6 万人次，创 2020 年春节后单日客流新高。中国民航局表示，对输入风险较高的国际客运航班实施严格管理。其中，对三类疫情输入风险较高的国际客运入境，航班采取客座率不高于 75% 的控制措施。民航局已实施航班熔断 31 次。新闻报道，某英国留学生回国后想乘机返回南宁，结果在登机时被检测出某传染病病毒。国内多个航班中均发现了某传染病患者。据某省卫健委消息，2020 年 1 月 21 日 G55555 次航班发现了某传染病患者，导致包括飞机乘务员在内的同机人员 130 余人被隔离。此外，据新闻网报道，印度某航空公司一趟从金奈飞往哥印拜陀的航班抵达机场后，对所有人员进行了某传染病病毒检测，发现了一位某传染病患者，航空公司已要求所有机组人员停飞 14 天。

国务院传染病联防联控机制召开新闻发布会介绍，在严防疫情措施上，增加了机场防疫分级管理要求，优化了机组人员个人防护方案，强化了对来自疫情严重国家（地区）航班和搭载入境转机旅客航班的防控措施。同时，要求与我国通航的国外航空公司按照指南要求采取相应举措。其中，特别明确所有国际航班必须预留后三排座位作为机上应急隔离区，后部右侧盥洗室为隔离人员专用；航班的风险等级按两段航班中较高风险执行；对于 14 天内有境外旅居史且在国内转机的旅客，航司要安排其最后登机，全程佩戴口罩在客舱后部就座，与其他旅客保持至少两排间距；停落来自疫情严重国家航班的机场，应采取高风险疫情防控措施，设置专门的远机位停靠区域，通过简化旅客登机手续、采用无接触式乘机、设置专门通道、全程专人陪同等方式，严防机场内的交叉感染。诸如飞机、地铁、高铁、长途大巴车等均为密闭空间，容易导致病毒的传播，因此，必须做好客运过程中各环节的疫情防控工作。

请回答以下问题：

问题 3：

（1）请为航空公司设计一份航班某传染病卫生防控指南。

（2）请给铁路、地铁、公交、长途客车、出租车和船舶交通工具分别设计一份某传染病卫生防控指南。

三、传染病患者收治方舱医院的卫生防控

为了应对传染病疫情，国家卫健委及相关单位建立了多所方舱医院。此外，传染病暴发疫情其间，为了应对患者收治场所不足的困扰，多省（市）先后将体育馆、会展中心、国际博览中心、户外运动中心、全民健身中心等场馆改造为传染病轻症患者的收治场所。

围绕重大病毒性传染病卫生应急情景，针对传染病轻症患者聚集的非典型场所，以工作人员和周边环境为主要保护对象，国家卫健委从功能分区、卫生设施、个人防护、管理制度等方面提出综合性的健康风险防护建议及应对措施。

请回答以下问题：

问题4：将大型室内体育场馆改造为传染病轻症患者治疗场所时，将其分为几个功能区？如何做好改造场馆的卫生防护？

问题5：请您给方舱医院拟一份卫生防控方案（防控要点至少应该包含供水、通风换气、物表消毒、污水处理、厕所卫生和医疗垃圾处理等方面的内容）。

四、传染病密切接触者隔离宾馆的卫生防护

为了做好传染病病例密切接触者的判定和管理，有效控制疾病的传播，有关部门对病例密切接触者的管理提出了具体要求和管理措施。具体要求有：密切接触者应采取集中隔离医学观察，观察其间不得外出，如果必须外出，经医学观察管理人员批准后方可外出，并要佩戴一次性外科口罩，避免去人群密集场所。实施医学观察的工作人员应做好个人防护。此外，方案对集中医学观察场所的选择及内部设施要求如下：集中医学观察场所应选择下风向、相对偏远、交通便利区域；距离人口密集区较远（原则上大于500米）、相对独立的场所。不得在医疗机构设置集中隔离场所。集中医学观察场所内部根据需要进行分区，分为生活区、物质保障供应区和病区等，分区标示要明确。为了保证人员健康安全，应该建立“三区两通道”，即“污染区”“半污染区”“清洁区”以及“员工通道”和“病人通道”。此外，还要有保障集中隔离人员正常生活的基础设施，应具备通风条件，并能满足日常消毒措施的落实。该场所应当具有独立化粪池。污水在进入市政排水管网前进行消毒处理，定期投放含氯消毒剂，消毒1.5小时后总余氯量应大于10 mg/L。消毒后污水应当符合《医疗机构水污染物排放标准》（GB 18466—2005）。如无独立化粪池，则用专门容器收集排泄物，消毒处理后再排放，消毒方式参照《疫源地消毒总则》（GB 19193—2015）。集中医学观察场所需提供单间，一旦出现发热、咳嗽等呼吸道感染，以及腹泻、结膜充血等症状，及时进行标本采集检测排查。

请回答以下问题：

问题6：从卫生学角度出发提出密切接触者隔离宾馆的卫生防护要求（内容应该包含选址、供水、污水和废水处理及通风等方面）。

问题7：密接者隔离宾馆中的工作人员和密接者的个人卫生防护要求是什么？

问题8：密接者隔离宾馆的卫生消毒要求有哪些？

问题9：从卫生学角度提出密接者隔离宾馆的卫生消毒管理要求（从人员居住、场所消毒、室内外清洁和宾馆的管理方面给出具体建议）。

五、传染病疫情暴发其间会议定点酒店卫生防护

自某传染病暴发以来，各级政府及时响应、积极作为，分别成立了各级防控指挥中心，从各相关单位抽调精干力量参与疫情防控有关工作，如疫情数据整理、统计分析与研判、疾病科普与疫情时事新闻发布、本地疫情防控物质与防疫人员力量的及时调度、疫情防控形势的研判与防控策略的决策。为了便于工作开展，同时考虑到工作人员及其家人的健康安全，将传染病防控指挥部设置在某大型酒店是不错的选择。大型酒店具有完备的会议、住宿和餐饮功能，能满足各层级防控会议的召开，同时又相对独立。因此，做好会议

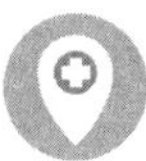

定点酒店的卫生防护对疫情防控人员及与会人员、工作人员的健康安全都有重要意义。

某酒店被当地卫生健康委选定为当地某传染病防控指挥部驻地，指挥部全部工作人员的办公、住宿、餐饮全部安排在该酒店。该酒店经理根据国家发布的某传染病防控方案和所接受的培训，对酒店进行了卫生防控安排，部分防控措施摘录如下：①在酒店大门醒目的地方张贴“本酒店为某某市某传染病防控指挥部驻地，不对外营业，无关人员严禁进入酒店”。②在宾馆门口配备 2 名保安严查进出酒店人员的工作证。③每日安排专人对酒店主厨的餐具进行清水清洗并紫外线消毒。每日清扫餐厅，及时收走客人剩下的剩菜、剩饭，并将其置于指定桶内，交由专业公司收走。④客房部工作人员每日定时清理客房的床上用品并配置新用品。安排专人打扫房间和楼道的果皮纸屑及个人丢弃物品。⑤保洁部工作人员每日对床单和被褥进行清洗，置于太阳下晒干后折叠好备用。客房及走廊、大厅空调正常开放。

请回答以下问题：

问题 10：该酒店的卫生防控措施是否恰当全面？如果不恰当，请指出需要更正和补充的内容。

问题 11：请列出适用于传染病流行其间参会人员的个人防护要求及注意事项。

六、传染病疫情流行其间企业卫生防护

国内某大型汽车生产企业坐落在某工业园区，主要从事汽车部分零配件的生产和汽车整车拼装，现有正式一线职工 2800 余人，其中 1000 余名员工住在企业宿舍。剩余职工住在市区，每日乘坐企业的通勤班车上下班。企业园区内配套了筒子形宿舍楼 4 栋，分别是 A 栋、B 栋、C 栋和 D 栋，分别坐落于园区东西两侧，拥有标准两人间宿舍 800 余间。宿舍楼每层均有男女公共卫生间和公共淋浴间各 1 间，基本能满足各楼层宿舍员工的洗漱和卫生需求。A、B 栋楼及 C、D 栋楼各共用一个化粪池。园区内还拥有一栋行政办公楼和一栋产品展厅，其中行政楼有该企业各级管理层干部 100 余人。由于是新建园区，已建成的一期和二期员工食堂中，仅一期食堂目前已经全面投入使用。食堂一楼餐厅能同时容纳 400 余人就餐，食堂二楼是茶吧和水吧，三楼是员工健身房，能同时满足 50 余名员工的健身需求。园区周围是生活街，有众多小餐馆。在工勤其间，部分员工喜欢下班后在这些小餐馆就餐。

某传染病暴发后，该企业严格遵守国家及当地政府发布的有关疫情防控条例，紧急关停企业所有生产经营活动，员工未收到企业总部的有关复工复产的通知时严禁私自返厂复工复产。在精准防控的前提下，企业有序、安全地复工复产是当前紧要任务。根据某市政府传染病疫情防控要求，各相关企业在复工复产前必须做好企业的传染病疫情防控方案，且方案必须通过疫情防控专家组及有关部门的审核批准，防控措施经过现场验收合格后方可复工复产。

根据以上信息，请回答以下问题：

问题 12：传染病疫情流行其间，企业员工乘坐通勤班车的卫生防护措施有哪些？

问题 13：传染病疫情流行其间，企业员工就餐的卫生防护措施有哪些？

问题 14：传染病疫情流行其间，该企业如何做好员工的健康监测？

问题 15：传染病疫情流行其间，企业行政办公生活区的卫生防护措施有哪些？

七、传染病疫情流行其间学校等高等教育机构卫生防护

某医科类院校是某省唯一的一所本科医学类公办高校，现有来自全国各省份的全日制在校生 12800 余人，教职员工 1000 余人。校园面积约 1200 余亩。拥有学生食堂 2 个，基本能满足师生的用餐需求。校园内还拥有教学楼 5 栋（每栋楼都配备了男女厕所多间），教室 100 余间；实验楼 3 栋，共计各类实验室 80 余间；图书馆 1 栋；教师及行政管理人员办公楼各 1 栋，拥有容纳 200 人以上的会议厅 2 个，学生宿舍楼 7 栋，其中 2 栋配备了电梯。

传染病疫情发生时，该校正值寒假，少部分教职员工和学生还滞留在校园内。根据疫情的迅猛发展情况和上级部门提出的疫情防控要求，为确保师生健康和校园安全，该校决定对校园实施封闭式管理，未经批准，所有人员不得进入校内，留守的学生不得出校园，校内的商业街不得营业。已回家的师生不得私自返校和离开住处。开学后的教学活动也是按照线上教学的方式开展。随着全国传染病疫情逐步得到控制，根据教育部及省教育厅的要求，高校要做好学生返校、线下教学的准备，安全有序地迎接师生分批次返校复学，开展线下教学。校园的卫生消毒，教师、工作人员和学生的个人卫生防护对确保全校健康安全至关重要。

请回答以下问题：

问题 16：传染病疫情流行其间，大学校园卫生消毒措施要点有哪些？

问题 17：传染病疫情流行其间，学校教师、工作人员和学生的个人防护措施有哪些？

八、传染病疫源地消毒处理方法

国内某科研团队为了了解某传染病疫源地的消毒现状，选择对某市 32 例确诊病例及疑似病例居家环境、就诊医院、乘坐车辆等场所实施终末消毒的情况展开调查，调查内容包括消毒场所、消毒对象，使用的消毒剂、消毒方法、消毒浓度、消毒面积等。调查结果显示：该地区对某传染病疫源地实施终末消毒对象主要包括墙壁、室内空气和物体表面等重点对象，消毒场所最多的是涉及患者和接触者的家庭，见表 18 – 1。此外，该地区某传染病疫情其间疫源地消毒涉及的消毒产品主要是含氯消毒剂与过氧化氢，其中含氯消毒剂占 96.30%，过氧化氢占 3.70%。消毒方法为喷洒、喷雾方法，常量喷雾器喷洒与超低容量喷雾喷洒，其中常量喷洒占比 82.7%。含氯消毒剂使用浓度多数有效氯高于 1000 mg/L，占消毒总次数的 79.01%；仅少数使用有效氯浓度≤1000 mg/L 的含氯消毒剂（见表18 – 2）。

表 18－1　某市某传染病疫源地消毒场所

消毒场所	消毒次数	构成比例（%）	消毒对象
患者家庭	33	41. 25	地（墙）面、物体表面和空气
密切接触者家	21	26. 25	地（墙）面、物体表面和空气
医疗机构	6	7. 50	地（墙）面、物体表面和空气
宾馆饭店	3	3. 75	地（墙）面、物体表面和空气
高速服务区	6	7. 50	地（墙）面、物体表面、空气和人体
隔离场所	3	3. 75	地（墙）面、物体表面和空气
派出所	1	1. 25	警车、办公室和生活区
殡仪馆	1	1. 25	灵车、尸袋、通道和焚化炉周围
接送者车辆	5	6. 25	车体内外
其他场所	1	1. 25	人体
合计	80	100	

注：家庭消毒范围包括遗漏衣服、电子设备、贵重物品和餐饮具等。

表 18－2　某市某传染病疫源地消毒产品使用情况

消毒剂		消毒次数	构成比（%）	常量喷洒消毒次数	超低容量消毒次数	规范推荐浓度（%）
有效氯浓度（mg/L）	5000	1	1. 23	1	0	1000
	4000	10	12. 35	6	4	1000
	3000	22	27. 16	21	1	1000
	2500	2	2. 47	2	0	1000
	2000	29	35. 8	25	4	1000
	1000	14	17. 28	12	2	1000
过氧化氢 30g/L		3	3. 7	0	3	0 g/L
合计		81	100	67	14	

请回答以下问题：

问题 18：

（1）何为消毒、消毒剂、有效氯、终末消毒？请分别给出定义。

（2）该市在某传染病防控中的消毒措施存在哪些问题？应该如何改进？

九、传染病患者定点收治医疗机构污水和污物消毒处理方法

【案例 1】 根据规定，医疗机构污水排放前必须进行消毒处理，且应符合《污水综合

排放标准》(GB 8978)和《医疗机构水污染物排放标准》(GB 18466)的要求。传染病患者定点收治医疗机构污水和污物消毒要进行如下一般性处理：将传染性病房污水与非传染性病房污水分开处理。传染性病房的污水、粪便经过消毒后方可与其他污水合并处理。采用含氯消毒剂消毒的医院污水，若直接排入地表水体和海域应进行脱氯处理，使处理后的污水总余氯量小于0.5 mg/L。采用其他消毒剂对总余氯不做要求。医院污物分类收集、分别处理，防止医院的污物污染医院及周边环境。未经消毒或无害化处理的污水、污泥不能随意排放或用作农肥。此外，严禁采用渗井、渗坑排放污水、污泥，或将污水、污泥排入生活饮用水水源卫生防护地带内。医疗机构污水排放的具体消毒指标见表18－3。

表18－3　医疗机构污水排放的消毒指标

消毒指标	消毒方法	指标限值
粪大肠菌群(MPN/L)		≤900
肠道致病菌		不得检出
结核杆菌		不得检出
消毒接触时间(h)	氯化法	≥1.5
	二氧化氯法	≥0.5
总余氯(mg/L)	氯化法	≥6.5
	二氧化氯法	≥4.0

请回答以下问题：

问题19：某传染病患者收治医疗机构产生的污水如何消毒处理？

【案例2】根据《某传染病医疗机构污水和污物消毒技术指南》要求，在对医疗废物消毒前，必须对其进行分类，以便于对具有传染性的污物进行特殊搬运和处理，因此对污物进行分类是医疗机构污物有效处理的前提。指南提到，医疗废物分为3类：生活垃圾、感染性废弃物和其他。生活垃圾是指在医疗机构的管理、建筑物的维修中产生的垃圾，按城市垃圾处理原则进行处理。感染性废弃物是指可能含有病原菌(细菌、病毒、寄生虫或真菌)的废弃物，其浓度和数量足以对人致病，主要包括以下几类：①实验室所用的菌落及病原株培养基和保菌液；②患者手术或尸解后的废弃物(如组织、污染的材料和仪器等)；③来自病房的废弃物(如排泄物、手术或感染伤口的敷料、严重污染的衣服)；④患者接触过的任何其他设备和材料；⑤使用过的一次性注射器、输液器、输血器等废弃物。其他医疗废物包括锋利物(锐器)、药物性废弃物、化学性废弃物、放射性废弃物等废物。

请回答以下问题：

问题20：

(1)什么是感染性废弃物？感染性废弃物包括哪些？

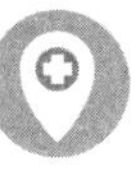

（2）传染病患者临床诊治中产生的感染性废弃物，如一次性注射器、输液器、输血器等使用后应该如何处理？

（3）传染病患者产生的污物，如粪便、尿液、衣物、痰盒、使用过的毛巾和衣物等应该如何消毒处理？

问题21：如何对医用污染物的消毒效果进行评价与监测？

十、医院及相关医疗机构终末消毒效果监测与评价

某研究者为了了解某传染病定点医院终末消毒效果和病毒污染情况，探讨医疗机构终末消毒评估方法，对某定点医院隔离病区终末消毒前后空气和物体表面进行采样检测，评估消毒效果。以下是其主要研究方法与结果。

1. 终末消毒情况

消毒方法参考某省“收治传染病患者的医疗机构恢复常规医疗服务前终末消毒工作指引”。消毒顺序按照“污染程度先轻后重”和“感染风险从高到低”依次处理，优先处理空气，再对物体表面和污染物进行处理。室内空气消毒采用500 mg/L的二氧化氯消毒液，以20 mL/m^3的用量进行气溶胶喷雾消毒；物体表面采取先去污再消毒，除诊疗设备外的其他物体表面采用含有效氯1000 mg/L的消毒液喷洒消毒；污染的织物按医疗废弃物处理，无可见污染的棉絮、被芯、枕芯、床垫等采用1000 mg/L的含氯消毒液喷洒至表面湿润，30分钟后晾干。贵重仪器和办公电脑等设备于空气消毒前进行遮盖，以免遭受消毒剂损坏，由医院护理人员采用75%的医用酒精擦拭完成终末消毒。

2. 样品量与采样情况

（1）该研究采集的样品类型包括物体表面和室内空气两类。最小样本量，消毒前后物体表面样本量均按照床位数的10%估算，室内空气按照病房数的1/30估算。研究选择内科楼的10个楼层开展监测，包括发热门诊、CT室、隔离病区和ICU。这10个楼层共约300个病房800张病床，期望样本量为100对200份物体表面样品和10对20份空气样品。

（2）采样方法。

①室内空气：采用自然沉降法采样。在每个楼层随机选择1间病房进行采样，按规范要求设置采样点，自然沉降5分钟采样。

②物体表面：采用棉拭涂抹法采样。大件物品采集100 cm^2，小件物品采集全部表面并估算记录面积。每个楼层预期采集各类物体表面样品10份，采样对象包括输液泵、监护仪、呼吸机、床侧栏、床尾栏、床头柜、床左右1 m内地面、门把手、照明开关、键盘和鼠标等高频接触表面。

3. 消毒效果检测与评价

（1）效果检测方法。

细菌检测：室内空气采样平板直接置于培养箱内培养后计数菌落数。物体表面棉拭子标本，以无菌方式将棉拭子头剪入装有5 mL采样液的试管内，经充分震荡洗脱，取洗脱液接种培养进行活菌计数，计算自然菌杀灭对数值。

病毒核酸检测：核酸采样用口腔/咽拭子常温样本采集器，包括植绒一次性采样拭子和常温样本保存液。环境病毒核酸采样，选择在ICU某病床周围布置9个采样点，CT检

查床及周围环境布置10个采样点。采用植绒拭子涂抹法采样，消毒前后预期采集19对38份环境核酸样品。采用实时荧光RT－PCR法对病毒基因组进行检测。

（2）消毒效果评价方法。

参考“某传染病防控方案”提供的消毒效果评价方法，以自然菌为评价，消毒后自然菌杀灭率≥90%为消毒合格。

4．主要检测结果

（1）样品情况：采集消毒前后空气沉降菌样品10对20份，12种物体表面样品97对194份，环境核酸样品19对38份。

（2）空气沉降菌杀灭率：消毒前后自然菌杀灭率≥90%的样品1对，占10%（1/10）；前后均无菌生长的5对，占50%（5/10）；消毒后细菌总数增多的4对，占40%（4/10）。按照消毒效果评价方法，空气消毒合格率为10%。

（3）空气沉降菌总数分布情况：消毒前10份空气沉降菌样品的检测结果为0 cfu/（皿·5 min）的有7份，结果≤2.0 cfu/（皿·5 min）有3份。消毒后样品结果为0 cfu/（皿·5 min）的有6份，结果≤2.0 cfu/（皿·5 min）有4份；消毒前后差值小于0的有4份，等于0的有5份，大于0的有1份。

（4）物体表面自然菌杀灭率：97对物体表面样品中自然菌杀灭率≥90%的样品有20对，按照消毒效果评价方法，消毒合格率为20.62%。消毒后细菌总数上升的样品数有29对，占比29.9%。

（5）物体表面细菌总数分布情况：以《医院消毒卫生标准》（GB15982－2012）Ⅲ类环境物体表面菌落总数标准限值10 cfu/cm^{2}来衡量，消毒前有7份样品超标，合格率为92.8%（90/97）；消毒后有1份样品超标，合格率为98.7%（96/97）。

（6）环境核酸检测结果：采集ICU某病床周围和CT检查床及周围环境表面消毒前后样品19对38份，开展核酸检测，结果均为阴性，表明采样区域无明显病毒污染残留。

请回答以下问题：

问题22：根据该案例，简述医疗机构空气及物体表面终末消毒方法。

问题23：

（1）根据《医院消毒卫生标准》（GB 15982－2012）判定消毒前后空气样品细菌总数是否符合III类环境标准要求。

（2）该定点医院的空气消毒合格率是多少？

问题24：请为研究团队设计一份进入ICU病房采样，以及样品处理的采样生物安全措施和样品处理生物安全措施。

问题25：根据该项调查情况，请对该定点医院在传染病流行其间的院内消毒工作做出评价。

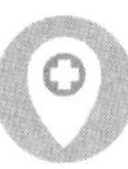

参考答案

答案1：按有效成分可分为醇类、含氯类、含碘类、胍类、酚类、过氧化物类消毒剂和季铵盐类消毒剂等；按用途可分为物体表面、医疗器械、空气、手、皮肤黏膜消毒剂等；按杀灭微生物能力可分为高、中、低水平消毒剂。

答案2：（1）“五加强”：略。

（2）“七不宜”：略。

（3）随时消毒是指对病例和无症状感染者污染的物品和场所及时进行的消毒处理。

（4）终末消毒是指传染源离开有关场所后进行的彻底的消毒处理，应确保终末消毒后的场所及其中的各种物品不再有病原体的存在。病例和无症状感染者短暂活动过的无明显污染物的场所，无须进行终末消毒。

答案3：

航空：

（1）通过售票控制乘机旅客总数，在自助或柜台值机时严格要求1m间距。

（2）增加对客舱乘客的体温测量，高于37.3 ℃的乘客采取后舱空间位置隔离。条件允许时，对发热旅客原座位周围前后左右1排的旅客配发口罩，并禁止各舱位间人员流动。

（3）飞机飞行过程中，在保障安全的前提下，应使用最大通风量；地面运行其间，使用辅助动力系统的气源进行通气。

（4）客舱乘务员应佩戴N95口罩或医用外科口罩，携带含醇类消毒湿巾，应提醒乘客登机之前佩戴口罩，乘客在飞行过程中保持安静，打喷嚏时用纸巾遮住口鼻，或采用肘臂遮挡等。

（5）优化服务程序和内容，减少流程，简化餐食。

（6）通过控制登机时间，减少乘客在候机厅的等待时间。

（7）值机柜台配备手部消毒物品；增加客舱旅客经常接触的客舱内物体表面、盥洗室等公用设施擦拭、清洁、消毒频次。

（8）在航站楼电子屏、飞机客舱和座椅后面液晶屏等处通过播放视频或广播等方式开展卫生防护知识宣传。

铁路：

（1）通过售票，控制乘车乘客数量，建议隔位就座。

（2）增加对进站乘客的体温测量，体温高于37.3 ℃的乘客应在应急区域进行暂时隔离，再按照其他相关规范要求进行处理。

（3）保障候车室和列车车厢空调系统正常，以最大风量运行。

（4）乘客、列车乘务员佩戴口罩，乘客保持安静，减少交流。打喷嚏时用纸巾遮住口鼻，或使用肘臂遮挡等。

（5）增加候车室和列车卫生间等公用设施清洗消毒频次，配备速干手消毒剂，有条件时可配备感应式手部消毒设施。

（6）在列车车厢载客前，应对车厢进行清洁消毒。

（7）在车站电子屏、列车车厢、乘客座椅等处通过广播和海报等方式开展卫生防护知识宣传。

地铁：

（1）合理组织运力。

（2）增加对进入地铁站厅乘客的体温测量，体温高于 37.3 ℃的乘客应在应急区域进行暂时隔离，再按照其他相关规范要求进行处理。

（3）加强设备巡检，保障站台和列车车厢通风系统正常运行。

（4）乘客、地铁工作人员佩戴口罩，打喷嚏时用纸巾遮住口鼻，或使用肘臂遮挡等。

（5）站厅卫生间等公用设施配备速干手部消毒剂，有条件时可配备感应式手部消毒设施。

（6）在地铁列车每次出行载客前，应对车厢进行清洁消毒。

（7）在地铁站厅和车厢等处通过广播和海报等方式开展卫生防护知识宣传。

公交：

（1）尽量关闭空调系统，采用自然通风；若使用空调系统，应增加清洗消毒频次。

（2）增加对公交车车辆座椅和扶手等的消毒频次。

（3）乘客、乘务员和公交司机佩戴口罩，打喷嚏时用纸巾遮住口鼻，或使用肘臂遮挡等。

（4）在车辆每次出行载客前，应对公交车厢进行清洁消毒。

（5）在公交车上通过广播和海报等方式开展卫生防护知识宣传。

长途客车：

（1）通过售票，控制长途客车乘客数量，建议隔位而坐。

（2）增加体温测量设备，对乘客进行体温检测，体温高于 37.3 ℃的乘客应在应急区域进行暂时隔离，再按照其他相关规范要求进行处理。

（3）尽量关闭空调系统，采用自然通风；若使用空调系统，应增加清洗消毒频次。

（4）乘客、汽车乘务员和司机佩戴口罩，乘客保持安静，减少交流，打喷嚏时用纸巾遮住口鼻，或采用肘臂遮挡等。

（5）增加长途汽车站卫生间等公用设施消毒频次，卫生间配备速干手消毒剂，有条件时可配备感应式手部消毒设施。

（6）每 2 小时进入服务区，对客车进行通风换气。

（7）在长途汽车站和长途车上通过广播和海报等开展卫生防护知识宣传。

出租车：

（1）建议关闭空调系统，采用自然开窗通风。

（2）出租车司机携带含醇类消毒湿巾，增加对出租车门把手等顾客经常接触部位的清洗消毒频次。

（3）出租车司机佩戴口罩，提醒车上的乘客佩戴口罩并减少交流，打喷嚏时用纸巾遮住口鼻，或使用肘臂遮挡等。

（4）在车辆每日出行载客前，应对车辆内部进行清洁消毒。

（5）通过交通广播台、汽车座椅背面张贴宣传海报或提示性标语等方式开展卫生防护

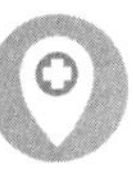

知识宣传。

船舶：

（1）控制乘船旅客总数，建议隔位而坐。

（2）设置应急区域，增加体温测量环节，体温高于 37.3 ℃的乘客应在应急区域进行暂时隔离，再按照其他相关规范要求进行处理。

（3）船舶行驶过程中，应使用最大通风量；气温适合的，建议船舱开窗通风，保持室内空气流通。

（4）工作人员应佩戴 N95 口罩或医用外科口罩，携带含醇类消毒湿巾，应提醒乘客登船之前佩戴口罩。乘客之间保持安静，减少交流，打喷嚏时用纸巾遮住口鼻，或使用肘臂遮挡等。

（5）优化服务流程，简化餐食供应。

（6）船舶内部咨询台或服务台配备手部消毒物品，增加船舱旅客经常接触的物体表面、公共卫生间等公用设施擦拭清洁消毒频次。

（7）在候船码头电子屏、船舶甲板和座椅背面等处通过广播、张贴宣传画等方式开展卫生防护知识宣传。

答案 4：

（1）功能分区：体育场馆总体按照“三区”（污染区、半污染区、清洁区）、“两通道”（污染通道和清洁通道）分区。污染区包括轻症患者接受诊疗的区域，如病室、处置室、污物间以及患者入院出院处理室等。清洁区包括更衣室、配膳室、值班室及库房等。半污染区指位于清洁区与污染区之间、有可能被患者血液、体液等污染病毒的区域，包括医务人员的办公室、治疗室、护士站，患者用后的物品、医疗器械等处理室、内走廊等。

（2）各区域应设置明显标识或隔离带，病床区应做好床位分区、男女分区。床位之间宜间隔 1.2 m 以上。

（3）在医院外围设置显著危险标识或隔离带。尽量避开高密度居民区、幼儿园、小学等城市人群密集活动区。确实无法避开的下风向，少数附近居民可以考虑暂时搬离。

答案 5：

（1）供水：每个病区应单独设置饮用水供水点，供水点应足额提供冷水、开水。

（2）通风换气：①污染区和半污染区应以自然通风和（或）机械通风为主，集中空调通风系统应开启空气净化消毒装置，清洁区等小空间可采取机械通风方式或自然通风。②污染区和半污染区的集中空调系统应使用空气净化消毒装置。

（3）物体表面消毒：污染区消毒按照传染病医院要求进行。厕所、走廊地面、患者接触过的生活物品用具等可参照《疫源地消毒总则》（GB 19193－2015）进行消毒。公共桌椅、公共门窗把手、公共卫生间及洗手池等公共用品用具物体表面消毒，可用有效氯浓度为 500 mg/L 的消毒剂擦拭消毒。

（4）污水处理：①排水管应用不收缩、不燃烧、不起尘材料密封；排水管上的通气管口必须设高效过滤器或其他可靠的消毒设备，同时应使通气口四周通风良好。排水管上的通气管口不得接入空调通风系统的排风管道。②污水废水必须进行集中消毒处理；医院空调冷凝水应分区集中收集，随各区废水集中处理。污水参照《疫源地消毒总则》（GB

19193－2015）、《医院污水处理技术指南》（环发〔2003〕197号）要求处理，处理后的水质应符合现行的《医疗机构污水排放要求》。

（5）厕所卫生：①临时厕所：患者如厕使用临时厕所，并走另行搭建的专用密闭通道；优先选用泡沫封堵型移动厕所。厕所位置应该在下风向并尽量远离餐饮区和供水点。②临时厕所中的患者粪便等排泄物需要进行投药消毒或集中无害化处理。安排专人投药消毒，1日2次。③固定厕所：体育场馆内外的固定厕所仅供身体健康的医务工作人员使用。④所有厕所的粪便均需按照传染病医院要求严格管理，严禁直接外排。

（6）医疗垃圾：各病区单元设置套有医疗废弃物垃圾袋并加盖的专用垃圾桶。生活垃圾放置在专用垃圾桶内，每日清理或随时清理。清理前用含有效氯500～1000 mg/L的含氯消毒液喷洒或浇洒垃圾至完全湿润，作用30 min后送往专门储存医疗废物的房间待集中收运处置。（内容应该包含选址，供水，污、废水处理，通风等方面）

答案6：

（1）选址要求：①用于改造为密切接触者集中隔离的宾馆应为多层独栋建筑。应远离中小学校以及幼儿和老年人聚集的建筑及场所，与其他邻近建筑有安全的卫生防护距离。②选址应避开城市人口稠密区，建议选择郊区宾馆。

（2）供水宾馆生活给水系统宜在供水设备处预留应急加氯消毒剂投加设备，保证生活给水余氯，必要时，可以提高氯消毒剂含量，增强消毒灭菌效果。生活饮用水水质应符合《生活饮用水卫生标准》（GB 5749）的要求。

（3）污、废水处理：①宾馆客房面盆下宜有存水弯，卫生间地漏应有水封。②集中空调系统的冷凝水应分区集中收集，分体空调的冷凝水宜集中收集或排到卫生间地漏。

（4）通风：①室外进风口与排风口应保持一定的间距，进风口应避开冷却塔、热泵排风的污染。②当空调系统为风机盘管加新风系统时，新风系统应按最大新风量全天运行，同时各房间排风不间断运行；房间应合理开窗通风。③当空调系统为全空气空调系统时，应关闭回风阀，采用全新风运行，室内温度达不到要求时可降低送风量，有条件时可提高供水温度。④没有新风系统又不能开窗通风换气的房间，应停止使用。⑤系统运行前，清洗或更换空气过滤器；清洗空调加热（表冷）盘管，对空调风管进行消毒灭菌处理。系统运行中，空气过滤器等应不定期进行清洗和消毒灭菌，空调房间内的送、回风口应经常擦拭，室内机（含风机盘管）应定期进行清洗、消毒，空调器凝结水水盘应保持清洁。有条件时系统上应加装低阻中效过滤器，并进行压差监测。

答案7：

（1）工作人员防护：①在岗其间应穿工作服，佩戴口罩。保持工作服清洁，定期洗涤、消毒，可煮沸消毒30 min，或先用有效氯500 mg/L的含氯消毒液浸泡30 min，然后常规清洗。②工作其间减少交流和聚集。③注意手部卫生。加强手卫生措施，工作人员随时进行手部卫生清洁。洗手或使用速干手消毒剂，有肉眼可见污染物时，应用洗手液在流动水下洗手。④注意身体状况。在岗其间注意身体状况，当出现发热、咳嗽等症状时，要及时按规定去定点医院就医，前往医院路上和在医院内应全程佩戴口罩。

（2）密切接触者个人防护：尽量减少接触公共物品和设施，喷嚏、咳嗽手捂之后用洗手液或香皂在流动水下清洗，或者使用含酒精成分的免洗洗手液；不确定手是否清洁时，避免用手接触口鼻眼。

答案8：

（1）物体表面消毒：客房应由密切接触者自行清洁、消毒。桌面、床头柜、家具、门把手等高频接触的物体表面可用含有效氯 500 mg/L 的含氯消毒剂进行喷洒或擦拭。对公共区域应由宾馆工作人员清洁消毒。对高频接触的物体表面（如电梯间按钮、扶手、门把手等）、公共卫生间，可用含有效氯 500 mg/L 的含氯消毒剂进行擦拭。分体式空调部件应在更换密切接触者时清洗消毒。

（2）餐（饮）具清洁消毒：餐（饮）具清除食物残渣后，煮沸消毒 30 min，也可用有效氯为 500 mg/L 的含氯消毒剂浸泡 30 min 后，再用清水洗净。

（3）密切接触者呕吐物处理：应立即用一次性吸水材料加足量消毒剂（如含氯消毒剂）对呕吐物进行覆盖消毒，清除呕吐物后，再使用含氯消毒剂进行物体表面消毒处理。

（4）终末消毒：当密切接触者确定为确诊病例后，房间和物品应按照消毒指南对特定场所消毒技术方案进行终末消毒。

答案9：

（1）居住要求：密切接触者居住房间不应超过 2 人，隔离其间不得出入房间。

（2）场所消毒要求见密接隔离宾馆的卫生消毒要求。

①垃圾处理要求：密切接触者生活垃圾应当统一收集，按生活垃圾处理。当密切接触者确诊后，生活垃圾按照医疗废物处理。医疗废物的处置应符合《医疗废物管理条例》和《医疗卫生机构医疗废物管理办法》的规定。②污水处理要求：污水在进入市政排水管网前，应进行消毒处理，消毒 1.5 h 后，总余氯量为 10 mg/L。

（3）室内外环境卫生清洁要求：①宾馆内公共区域应无痰迹和烟头，楼道内无杂物堆放、无卫生死角，楼梯扶手无灰尘。②宾馆外地面无纸屑、果皮、烟头、痰迹、污物和积水；垃圾桶整洁、无异味、定时清理；垃圾房日产日清，无裸露垃圾。

（4）服务管理要求：①员工健康体检制度：每天对工作人员进行体温测量和身体健康监测，并做好记录，严禁带病上岗。工作人员家中如有疑似患者出现，则应按相关规定进行隔离，严禁上岗。②餐厅管理：餐厅员工应实行错峰就餐，单独用餐。疫情流行其间，餐厅应与厨房完全隔断，并应防止餐厅的风流向厨房。③密切接触者就餐：实行送餐制，由服务人员送餐至客房门口。

答案10：不恰当，疏漏较多。可参考如下方案进行防控。

（1）健康监测要求：宾馆门口应配备体温监测设备，自动测量进出人员体温，当有人超过 37.3 ℃时，设备自动识别并报警。宾馆工作人员应建立个人健康档案，由专人负责，每天早晚两次体温和健康监测，并做好记录。会议其间，确保所有工作人员身体状态良好，严禁带病上班。

（2）清洁消毒要求：建立清洁消毒管理制度，由专人全面负责清洁消毒工作，包括消毒产品的管理、组织实施、工作监督等。①做好物体表面清洁消毒。应保持环境整洁卫生，每天定期消毒，并做好清洁消毒记录。对公共区域高频接触的物体表面（如电梯间按钮、扶手、门把手等）应加强清洁消毒，可用有效氯 250 ～ 500 mg/L 的含氯消毒剂进行喷洒或擦拭，也可采用消毒湿巾进行擦拭。房间以清洁为主，房间内保洁用具应专用，做到一房一用一消毒，确保抹布等保洁用具不交叉使用。②当出现人员呕吐时，应立即用一次性吸水材料加足量消毒剂（如含氯消毒剂）或有效的消毒干巾，对呕吐物进行覆盖消毒。清除呕吐物后，再使用含氯消毒剂进行物体表面消毒处理。③加强餐（饮）具的消毒，餐（饮）具应一人一具一用一消毒。餐（饮）具去残渣、清洗后，煮沸或流通蒸汽消毒 15 min，或采用热力消毒柜等消毒方式，或采用有效氯含量为 250 mg/L 的溶液浸泡消毒 30 min，消毒后应将残留消毒剂冲净。④保持被单、座椅套、工作服等纺织物清洁，定期洗涤、消毒处理。可用流通蒸汽或煮沸消毒 30 min，或先用 500 mg/L 的含氯消毒液浸泡 30 min，然后常规清洗。⑤卫生洁具可用有效氯 500 mg/L 的含氯消毒剂浸泡或擦拭消毒，作用30 min 后，清水冲洗干净，晾干待用。⑥当有疑似或确诊病例出现时，要在专业人员指导下进行消毒处理。

（3）通风换气：宾馆内应加强通风换气，保持室内空气流通，可加大新风量，且 24 h 打开房间排风，保证室内空气有序排放。注意调整室内温度，使其达到适宜温度。加强中央空调管路的清洁，确保新风安全，在中央空调新风口周边 10 m 外设置安全保护区，无关人员不得靠近。

（4）洗手设施：确保宾馆内洗手设施运行正常，洗手液、干手纸等用品齐全；在大厅、餐厅和电梯间等人员出入频繁的区域配备速干手部消毒剂，有条件的可配备感应式手部消毒设施。

（5）垃圾处理：加强垃圾的分类管理，及时收集并清运。加强垃圾桶等垃圾盛装容器的清洁，可定期对其进行消毒处理。可用有效氯 500 mg/L 的含氯消毒剂进行喷洒或擦拭。

（6）健康宣教：开展个人防护与消毒等防控知识的宣传和指导。

答案 11：

（1）会议其间的健康防护：①会场门口和会议室配备速干手部消毒剂，有条件的可配备感应式手部消毒设施。②会议其间应加强手卫生，洗手或使用速干手部消毒剂揉搓双手。小组或联组会议会议室座位间距 50 ～ 60 cm，参会人员相互间尽可能保持一定距离。③工作人员和参会代表在会议其间应佩戴医用口罩或医用外科口罩，工作人员应穿工作服，并保持工作服清洁。④会议结束后，及时对环境和物品进行清洁消毒，可用有效氯 250 ～ 500 mg/L 的含氯消毒剂进行喷洒或擦拭，也可采用消毒湿巾擦拭。⑤杯子、碟子等餐（饮）具应一人一具且做到一用一消毒。

（2）就餐其间的健康防护：①加强食品安全，确保原料新鲜。加工食品时注意生、熟分开，畜禽肉、蛋类务必煮熟煮透。食物应保证新鲜、清洁、卫生。加强餐（饮）具的消毒，餐（饮）具应一人一具一用一消毒。②建议采用送餐制度，由工作人员送至房间，参会人员在各自房间用餐。如无法满足送餐要求，可实行配餐制度，参会人员到餐厅取餐后回房间就餐，减少在餐厅的停留时间；取餐时应佩戴口罩，减少交流，减少与他人接触，尽量与他人保持一定距离。③在餐厅门口和取餐处配备速干手部消毒剂，有条件时可配备感应式手部消毒设施。用餐前加强手卫生，洗手或使用速干手部消毒剂揉搓双手，有肉眼可见的污染物时，应用洗手液在流动水下洗手，按照正确的“六步洗手法”彻底洗净双手。

（3）休会其间的健康防护：休会其间，建议减少外出，如必须外出，请佩戴口罩，返

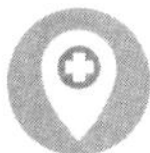

回宾馆后洗手或使用速干手部消毒剂揉搓双手。减少与他人面对面交流，尽量通过视频或语音等方式交流，减少去公共场所的时间。

（4）乘车其间的健康防护。

①参会人员乘车注意事项：乘坐会议专车时，需佩戴医用口罩；乘车前、后做手卫生；乘车时隔位而坐，相互间尽量保持 1 m 左右的距离；行驶过程中，有条件时尽量开窗通风。

②会议专车的卫生学防护：会议专车每次运载结束后开窗通风，对车内表面（如车身内壁、方向盘和车内扶手座椅等）及时清洁消毒。可用有效氯 250 ～ 500 mg/L 的含氯消毒剂进行喷洒或擦拭（如采用含氯消毒剂，消毒 30 min 后用清水擦拭干净，避免腐蚀），也可采用有效的消毒湿巾擦拭；座椅套等纺织物应保持清洁，并进行定期洗涤、消毒处理。同时，做好清洁消毒工作记录和标识。车上应配备感应式手部消毒设施，方便乘车人员和工作人员进行手卫生。车辆在行驶其间如需使用空调，建议增加空调换风的功率，提高换气次数，并注意定期清洁处理空调滤网。

（5）受访其间的健康防护：采访前，应确认媒体工作人员身体状况良好；采访时，建议双方佩戴医用口罩或医用外科口罩，尽量与采访人保持一定距离。

答案 12：

（1）班车司机需开展的卫生防护工作如下：①加强通风换气：增加空调换风的功率，提高换气次数，并注意定期清洁处理空调滤网。②做好车内表面消毒：每次运载结束后，对车内表面（如车身内壁、地面、方向盘、车内扶手、座椅、车窗玻璃等）消毒，可采用含有效氯 250 ～ 500 mg/L 的含氯消毒剂进行喷洒或擦拭（如采用含氯消毒剂，消毒 20 min 后，用清水擦拭干净，避免腐蚀），也可采用有效的消毒湿巾进行擦拭；座椅套等纺织物应保持清洁，并定期洗涤、消毒处理。做好清洁消毒工作记录和标识。③注意个人防护：日常情况下，建议佩戴医用外科口罩和手套；一次性使用手套不可重复使用，其他重复使用手套需每天清洗、消毒，可以煮沸消毒 10 min，或先用含有效氯 500 mg/L 的含氯消毒液浸泡 30 min，然后常规清洗即可。④手卫生：应加强手卫生措施，随时进行手卫生。可用有效的含醇速干手部消毒剂，特殊条件下也可使用含氯或过氧化氢消毒剂进行消毒。⑤疑似病例上报：发现可疑症状乘车人员，需及时上报。

（2）乘车员工的防控工作如下：①注意佩戴口罩：乘坐班车时，需佩戴口罩。②注意手卫生：乘车前、后需做手卫生。可选用有效的含醇速干手部消毒剂，特殊条件下，也可使用含氯或过氧化氢手消毒剂。有条件的企业，班车上可配备感应式手部消毒设施，方便乘车人员做手卫生。③注意保持距离：乘坐班车时，相互之间尽量保持一定距离。④积极进行自我身体健康检查：如果出现发热、咳嗽、轻度纳差、乏力、精神稍差、恶心呕吐、腹泻、头痛、心慌、胸闷、结膜炎、轻度四肢或腰背部肌肉酸痛等任何可疑症状，应立即前往医疗机构就诊，不能带病上班。

答案 13：

（1）传染病流行其间员工食堂应该实行以打包的方式错峰就餐，餐厅不应提供公共就餐的场地。

（2）做好餐厅工作人员的健康监测与个人防护：要做好宣教工作，疫情其间 8 小时外要遵守防疫规定，做好个人防护，每天进行体温监测等健康记录，严禁带病上岗；工作其间应穿工作服，佩戴口罩。工作服应保持工作服清洁，定期洗涤、消毒，可煮沸消毒 30 min，或先用含有效氯 500 mg/L 的含氯消毒液浸泡 30 min，然后常规清洗。注意勤洗手，确保餐厅内配备有效的速干手消毒剂，有条件的，可配备感应式手部消毒设施。

（3）保持餐厅环境整洁卫生：每天定期消毒并做好清洁消毒记录。对高频接触的物体表面可用含有效氯 250 ～ 500 mg/L 的含氯消毒剂进行喷洒或擦拭，也可采用消毒湿巾进行擦拭。

（4）做好餐（饮）具及案板清洁的规范消毒：食堂的餐（饮）具要做到一人一用一消毒。餐（饮）具去残渣、清洗后，煮沸消毒 15 min，或采用热力消毒柜等消毒方式，或采用有效氯含量为 250 mg/L 的溶液浸泡消毒 30 min，消毒后应将残留消毒剂冲净。案板、炊餐用具必须做到使用前后清洗、每天对炊餐用具进行消毒。

（5）强化食品安全：应到规范超市购买冷冻、冰鲜产品，不购买野生动物或未经检验检疫的畜禽生鲜肉品；加工食物时必须做到生熟分开，畜禽肉、蛋类务必煮熟、煮透。食物应保证新鲜、清洁、卫生。

答案 14：

（1）湖北返工人员管理要求：湖北返工人员自行上报信息后居家观察 14 天，进行自我健康状况监测，每天测量两次体温，发现异常情况要及时报告并按照要求采取相应措施。

（2）其他人员管理要求：根据春节放假管理规定正常上班，每日观察自己及家人的健康状况，一般需要观察两周。每日自测体温两次，若出现以下可疑症状，如发热、咳嗽、咽痛、胸闷、呼吸困难、轻度纳差、乏力、精神稍差、恶心呕吐、腹泻、头痛、心慌、结膜炎、轻度四肢或腰背部肌肉酸痛等，立即报告并根据病情及时联系医疗机构发热门诊就医。

（3）每天上班和下班前对在岗员工进行体温测量和身体健康监测，并做好记录，体温超过 37.3 ℃者不能上岗，严禁带病上岗；员工家中如有疑似患者出现，则应按照相关规定进行隔离。

答案 15：

（1）在公共区域放置手消毒液，进出消毒。

（2）在疫情一级响应其间，在多人办公室等公共场所必须佩戴口罩并加强手的消毒。

（3）应保持办公场所、生活区等环境整洁卫生，每天定期消毒并及时做好记录。对经常接触的物体表面，可用含有效氯 250 ～ 500 mg/L 的含氯消毒剂进行喷洒或擦拭，也可采用消毒湿巾进行擦拭。

（4）办公室及生活区等场所内应加强通风换气，保持室内空气流通。如使用空调，应保证空调系统供风安全，保证充足的新风输入。未使用空调时应关闭回风通道。

（5）公共厕所的卫生洁具可用有效氯含量为 500 mg/L 的含氯消毒剂浸泡或擦拭消毒作用 30 min 后用清水冲洗干净，晾干待用。

答案 16：

（1）环境或物品的清洁与消毒。

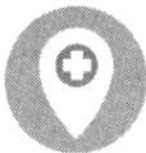

①加强物体表面清洁消毒。应保持教室、宿舍、图书馆、餐厅等场所环境整洁卫生，每天定期消毒，并做好清洁消毒记录。对门把手、水龙头、楼梯扶手、宿舍床围栏、室内健身器材、电梯间按钮等学生经常接触的物体表面，可用有效氯 250 ～ 500 mg/L 的含氯消毒剂进行喷洒或擦拭，也可采用消毒湿巾进行擦拭。

②当出现人员呕吐时，应立即用一次性吸水材料加足量消毒剂（如含氯消毒剂）或有效的消毒干巾对呕吐物进行覆盖消毒，清除呕吐物后，再使用含氯消毒剂进行物体表面消毒处理。

③加强餐（饮）具的清洁消毒，餐（饮）具应一人一具一用一消毒。餐（饮）具去残渣、清洗后，煮沸或流通蒸汽消毒 15 min，或采用热力消毒柜等消毒方式，或采用有效氯含量为 250 mg/L 溶液浸泡消毒 30 min，消毒后应将残留消毒剂冲净。

④保持衣服、被褥、座椅套等纺织物清洁，定期洗涤。如需消毒，可采用煮沸消毒 30 min，或先用含有效氯 500 mg/L 的含氯消毒液浸泡 30 min，然后常规清洗。

⑤卫生洁具可用有效氯含量为 500 mg/L 的含氯消毒剂浸泡或擦拭消毒，作用 30 min 后清水冲洗干净，晾干待用。

（2）通风换气场所内应加强通风换气，保持室内空气流通，首选自然通风，尽可能打开门窗通风换气，每日通风不少于 3 次，每次不少于 30 min，也可采用机械排风。如使用空调，应保证空调系统供风安全，保证充足的新风输入，所有排风直接排到室外。

（3）洗手设施确保学校内洗手设施运行正常，配备速干手部消毒剂，有条件时可配备感应式手部消毒设施。

（4）垃圾处理加强垃圾的分类管理，及时收集并清运。加强垃圾桶等垃圾盛装容器的清洁，可定期对其进行消毒处理。可用含有效氯 500 mg/L 的含氯消毒剂进行喷洒或擦拭，也可采用消毒湿巾进行擦拭。

答案 17：

（1）教师。

①加强个人防护。建议上课时佩戴医用口罩。当有疑似或确诊患者出现时，应在专业人员指导下进行个人防护。

②注意手部卫生。加强手卫生措施，随时进行手卫生。洗手或使用速干手部消毒剂，有肉眼可见污染物时，应用洗手液在流动水下洗手。

③身体健康状况的自我监测。在岗其间注意身体状况，当出现发热、咳嗽等症状时，应当立即上报学校负责人，并及时按规定去定点医院就医，尽量避免乘坐公交、地铁等公共交通工具，前往医院路上和医院内应全程佩戴医用外科口罩（或其他更高级别的口罩）。

（2）校内工作人员。

①加强个人防护。食堂工作人员应佩戴医用口罩或医用外科口罩，应穿工作服，并保持工作服清洁，定期洗涤、消毒，可煮沸消毒 30 min 或先用含有效氯 500 mg/L 的含氯消毒液浸泡 30 min 后常规清洗。清洁消毒人员在配制和使用化学消毒剂时还应做好个人防护。当有疑似或确诊患者出现时，应在专业人员指导下进行个人防护。

②注意手部卫生。工作人员，特别是食堂工作人员，应加强手部卫生措施，随时洗手或使用速干手部消毒剂消毒，有肉眼可见的污染物时，应用洗手液在流动水下洗手。

③身体健康状况实时自我监测。在岗其间注意身体状况，尤其是食堂工作人员，严禁带病上班。当出现发热、咳嗽等症状时，要马上告知学校负责人，并及时按规定去定点医院就医，尽量避免乘坐公交、地铁等公共交通工具，前往医院路上和在医院内应全程佩戴医用外科口罩（或其他更高级别的口罩）。

（3）学生。

①在校其间加强手卫生。应随时进行手卫生，洗手或使用速干手部消毒剂，有肉眼可见的污染物时，应用洗手液在流动水下洗手。使用体育器材、学校电脑等公用物品后，咳嗽手捂之后、饭前便后，应加强手卫生措施；不确定手是否清洁时，避免用手接触口鼻眼；打喷嚏或咳嗽时，用手肘衣服遮住口鼻。当出现发热、咳嗽等症状时，及时向学校报告并采取相应措施。

②离校其间注意个人防护。避免到人群聚集尤其是空气流动性差的场所，减少不必要的外出；如果外出，应做好个人防护和手卫生，去人口较为密集的公共场所，建议佩戴医用口罩。主动做好个人及家庭成员的健康监测，如出现身体不适，及时向学校反馈并采取相应措施。

答案18：

（1）①消毒：杀灭或清除传播媒介上的病原微生物，使其达到无害化的处理。②消毒剂：用于杀灭传播媒介上的微生物，使其达消毒或灭菌要求的制剂。③有效氯：有效氯是衡量含氯消毒剂氧化能力的标志，是指与含氯消毒剂氧化能力相当的氯量（非指消毒剂所含氯量），其含量用 mg/L 或% 浓度表示。

（2）存在如下问题。

①含氯消毒剂浓度的选择不正确：国家疫情防控方案规定居住环境和物体表面可以采用1000 mg/L 的含氯消毒进行消毒，然而该市采用的含氯消毒剂消毒时超过1000 mg/L 的浓度为65 次，占总消毒次数的79.01%。过高的消毒浓度一方面会对消毒人员身体造成危害，另一方面会造成环境污染、生态破坏和物品损害。

②消毒剂使用不规范：某市存在过氧化氢和含氯消毒剂搭配使用现象。含氯消毒剂是强氧化剂，在消毒时不宜和过氧化氢等强氧化剂等联合使用，一方面会降低消毒效果，另一方面会产生氯化氢（HCl）对人体造成危害。

③消毒设备使用不规范，消毒对象掌握不准确。超低容量喷雾是单位喷液量低于常量的喷雾方法，即将喷雾器上喷片的孔径由0.9 ～ 1.6 mm 改为0.6 ～ 0.7 mm，在压力恒定时，喷孔改小，雾滴变细，覆盖面积增加，单位面积喷液用量降低，主要用于对空气消毒。由于超低容量消毒时，消毒液悬浮在空气中，沉降较慢，对物体表面、墙面消毒时效不佳，建议在对疫源地消毒时，采用常量喷洒消毒和超低容量相结合的方式消毒，提高消毒效率，既可对地面进行消毒，也可对空气消毒。

④消毒不全面，存在漏消对象。通过调查，发现该市疫源地消毒主要是对物体表面、墙面、空气消毒，而没有对病家贵重物品、衣物、餐具等进行消毒。对一些物体表面仅采用喷洒或喷雾消毒而没有擦拭消毒，消毒剂喷洒到电子产品、贵重物品时，容易造成电子产品、贵重物品损坏。建议对所有频繁接触的对象采用其他相应安全有效的消毒方法实施不遗漏的处理，将更有利于实现消毒的彻底性。

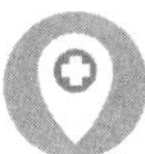

答案 19：

（1）污水预处理前的加氯消毒：对于病区及厕所，应按每 10 个床位每日投放含有效氯 25% 的漂白粉 1kg，分 3 ～ 4 次投入。最佳投放时间可定在使用厕所高峰期末，投放的漂白粉随流水冲入化粪池内，并在化粪池出口处进行余氯测定。

（2）消毒方法：疫情流行其间，定点收治医疗机构污水的消毒推荐使用二溴二甲基乙内酰脲（二溴海因）、含氯消毒剂和二氧化氯等。消毒液现用现配，并在有效期内用完。各消毒剂的使用方法如下：

①二溴二甲基乙内酰脲（二溴海因）消毒剂：A. 加有助溶剂的国产二溴海因消毒剂，有效溴含量 50%，易溶于水，使用时可用去离子水配成消毒液，或将浓的二溴海因消毒液用去离子水配成所需浓度的消毒液。B. 采用浸泡、擦拭或喷洒法消毒。视水质决定用量和作用时间。C. 消毒剂应于阴凉、干燥处密封保存。

②含氯消毒剂：A. 医疗机构污水院内集水管道高于院外公共污水管或水体水位时（通常需要有 600 mm 的高度差），可采用虹吸式定比投氯消毒系统；当污水需要提升才能排出时，需在消毒混合接触池前设置污水泵提升污水，消毒投加设备与提升泵可同步运行，由集水池的水位控制污水泵自动启动，同时控制投药系统同步运行；氯片消毒法是把氯片消毒器置于出水管渠上，利用过流污水的冲力不断溶解消毒片，可基本达到比例投氯的目的。B. 液氯消毒：一般采用真空式虹吸定比投氯系统，应将投氯管出口淹没在污水中，严禁无加氯机直接向污水中投加氯气。C. 次氯酸钠、二氧化氯等消毒液的投加：建议采用双虹吸自动定比投氯系统。D. 小型污水池的消毒处理：可采用漂白粉、次氯酸钠定容定量加氯投放消毒法，按有效氯 50 mg/L 用量加入污水中，并搅拌均匀，作用 2 h 后排放。E. 加氯量为 30 ～ 50 mg/L，实际加氯量可按出口污水中余氯量进行调整。F. 加氯系统的管道宜明装，埋地管道应设在管沟内，管道应有良好的支撑和足够的坡度。G. 液氯容器宜采用容积为 40 L 的氯瓶，氯瓶一次使用周期不得大于 3 个月。H. 接触含氯消毒剂的容器、管道、设备和配件应定期检查，避免腐蚀。

③二氧化氯消毒剂：当采用二氧化氯发生器时，二氧化氯含量不得低于 50%，且应保证运行安全、自动定比投配原料。推荐使用量为有效氯投加量的 1/2. 5。

答案 20：

（1）感染性废弃物是指可能含有病原菌（细菌、病毒、寄生虫或真菌）的废弃物，其病原菌浓度和数量足以对人致病。主要包括以下几类：①实验室所用的菌落及病原株培养基和保菌液；②患者手术或尸解后的废弃物（如组织、污染的材料和仪器等）；③来自病房的废弃物（如排泄物、手术或感染伤口的敷料、严重污染的衣服）；④患者接触过的任何其他设备和材料；⑤使用过的一次性注射器、输液器、输血器等废弃物。其他医疗废物包括锋利物（锐器）、药物性废弃物、化学性废弃物、放射性废弃物等废物。

（2）①使用过的一次性注射器、输液器和输血器等物品必须就地进行消毒毁形，并由当地卫生行政部门指定的单位定点回收，集中处理，严禁出售给其他非指定单位或随意丢弃。②一次性输血器（袋）、采血后的一次性注射器可放入专用收集袋直接焚烧；不能采用焚烧方法的，必须先用含有效氯 2000 mg/L 的消毒液浸泡 60 min（针筒要打开）后方可毁形处理。③一次性输液器使用后先剪下针头部分，用含有效氯或有效溴 1000 mg/L 的消毒液浸泡60 min以上，放入专用的收集袋即可。④使用后的一次性注射器建议使用毁形器进行毁形，然后用含有效氯1000 mg/L的消毒液浸泡60 min以上即可回收；没有接触人体的一次性注射器毁形后即可回收。⑤医疗机构必须建立定点回收制度，设专人负责定点回收工作。每个科室使用后加强管理，严防人为流失。凡参与一次性医疗用品处理的人员，必须经培训合格并加强个人防护。

（3）①患者的粪便：加2倍量10%～20%的漂白粉乳液，搅匀后加盖作用2 h，倒入专用化粪池。②患者的尿液：每100 mL加漂白粉3 g，搅匀后加盖作用2 h，倒入专用化粪池。③患者使用过的便器：用1%漂白粉上清液、含有效氯2000 mg/L的消毒液、0.5%过氧乙酸浸泡30 min。④患者衣物：可用具有消毒杀菌作用的洗涤剂进行浸泡清洗，也可采用甲醛、环氧乙烷进行熏蒸消毒。⑤患者痰盒：不得私自处理，医院应统一收集后焚烧，也可加等量的10%～20%的漂白粉乳液（或1/5量的干粉），作用2～4h或加等量1%过氧乙酸作用30～60 min。⑥患者使用过的毛巾、衣物等：可用含0.2%的过氧乙酸溶液浸泡30 min后清洗。⑦无经济价值的可燃性污物：采用焚烧处理。

答案21：（1）采样时间：在消毒后、清运前采样。

（2）焚化消毒效果监测：可焚化物品的消毒效果监测，以污染物燃烧充分、彻底为标准进行直接检查。

（3）碱化消毒效果监测：以熟石灰为消毒剂的碱化消毒，日常监测以pH为指标。消毒后30 min检查pH值，若pH = 12，继续作用24 h为消毒合格。

（4）氯化消毒效果监测：氯化消毒效果的日常监测，以余氯量为指标，在消毒接触时间2 h后测定余氯量，余氯量 > 200 mg/L为消毒合格。

（5）消毒因子消毒效果监测：①采样方法：取1 mL消毒后待检污物（固体称取2 g）置于5 mL含相应中和剂的无菌生理盐水的采样管中立即送检。②送检时间不得超过6 h，若样品保存于0～4 ℃则不得超过24 h。③被采样本表面积 < 100 cm^2 取全部表面；被采样本表面积≥100 cm^2 取100 cm^2。④若消毒因子为化学消毒剂，采样液中应加入相应中和剂。⑤检测方法：将采样管在混匀器上振荡20 s或用力振打80次，取采样液检测致病菌。

（6）结果的判定：未检出致病菌为消毒合格。

答案22：

（1）室内空气消毒采用500 mg/L二氧化氯消毒液，以20 mL/m^3用量进行气溶胶喷雾消毒。

（2）物体表面采取先去污再消毒，除诊疗设备外的其他物体表面采用含有效氯1000 mg/L的消毒液喷洒消毒；污染的织物按医疗废弃物处理，无可见污染的棉絮、被芯、枕芯、床垫等采用含有效氯1000 mg/L的含氯消毒液喷洒至表面湿润，作用60 min后晾干。

（3）贵重仪器和办公电脑等设备于空气消毒前进行遮盖，以免遭受消毒剂损坏，由医院护理人员采用75%的医用酒精擦拭完成终末消毒。

答案23：

（1）符合。

（2）按照消毒效果评价方法，空气消毒合格率为10%。

答案24：（1）采样生物安全措施。

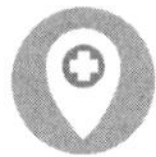

①采样人员着二级防护进入隔离病区采样。

②空气采样、平板采样后，用自封口塑料袋单个封装。

③物体表面样品采样后旋紧离心管盖子，全部样品放入黄色医疗废物袋，扎口。

④核酸样品放入自封口塑料袋内封口。

⑤退出隔离病区时，对样品包装袋外表面喷洒75%酒精，再用清洁医疗废物袋包装，并对其他采样用品和采样箱内外表面进行消毒处理，带回实验室。

（2）样品处理生物安全措施。

①提前1 h打开紫外灯对实验室进行消毒，试验人员着二级防护，在生物安全柜内打开物体表面样品外包装袋处理样品。

②平板用自封口塑料袋封装，喷洒消毒剂处理外表面。

③空气和物体表面样品均使用医疗废物袋包装培养。

④培养结束后，对培养箱进行消毒处理。

答案25：

（1）该院室内空气和物体表面的消毒合格率分别为10.00%和20.62%。很显然，合格率较低，终末消毒效果不明显。

（2）终末消毒前后该院隔离病区室内空气合格率100%，物体表面合格率>90%，该院消毒前后隔离病区空气和物体表面都保持着很高的合格率水平，物体表面污染程度较轻。

（3）该院消毒前后环境中的病毒核酸均阴性，表明隔离病区的消毒措施到位，效果好。

（4）但从该院消毒后物体表面样品细菌总数合格率来看，未能达到100%，说明终末消毒存在遗漏和盲区，需要对不合格样品代表的区域重新消毒。

（周永江）